Service-Telefon 0130 - 86 3448

Rufen Sie uns an, wenn Sie Fragen zum Einsortieren der Folgelieferung haben, wenn Ihnen Folgelieferung fehlen, oder wenn Ihr Werk unvollständig ist.
Wir helfen Ihnen schnell weiter!

Der Inhalt dieser Folgelieferung

Titel des Beitrags	aktualisiert	neu, bzw. erweitert	Seiten
Aktuelles		X	12
Das Saunabad		X	12
Grundlagen der Bewegungstherapie Teil 2: Effekte von körperlichem Training auf den Organismus		X	16
Geschichte der Bewegungstherapie		X	20
Elektrotherapie: Allgemeine Grundlagen		X	9
Ernährungsphysiologische Grundlagen		X	16
Gutachten zum Stand des Nachweises der Wirksamkeit von Weißdornextrakten		X	10
Adresse Atem- und Leibtherapie	X		2
Strukturelle Integration (Rolfing®)		X	19
Anthroposophische Medizin im Überblick		X	22
Orga-Seiten	X		25
Errata in Sektion 12 (Austausch kostenlos, siehe Anleitung zum Einsortieren)			
Gesamt			163

Vorgesehener Seitenpreis (inkl. 7 % MwSt.) ca.: DM 0,52
Diese Folgelieferung: Preis DM 83,–; Seiten: 163; tatsächlicher Seitenpreis
(inkl. 7 % MwSt.): DM 0,51

Aktuelles

Überblick über wichtige Nachrichten der letzten vier Monate für Abonnenten des SpringerLoseblattSystems »Naturheilverfahren« bis November 1995.

M. Hörning, J. Meyer-Wegener, N. Stiller

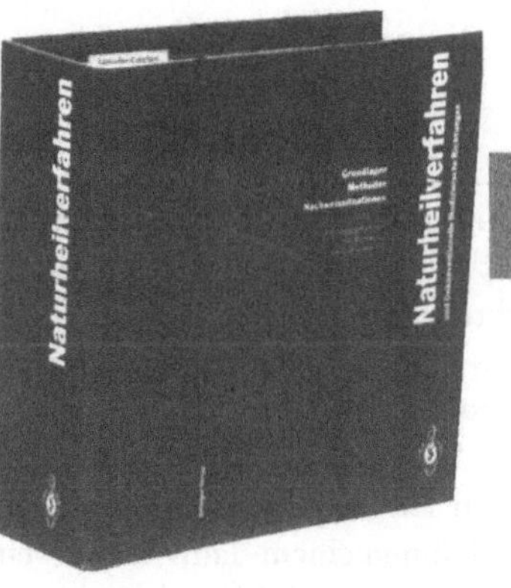

INHALT: Gesundheitspolitik • Aus der Forschung • Kongresse • Personalien/Preise • Termine

Editorial

Bundessozialgericht vs. Institute of Medicine

Am 5. Juli 1995 erging vom Bundessozialgericht in Kassel ein Urteil, nach dem die Krankenkassen medizinische Behandlungen nur noch dann zu bezahlen haben, wenn die Wirksamkeit statistisch einwandfrei nachgewiesen sei (Aktenzeichen 1 RK 6/95). In dem Urteil heißt es wörtlich »... *Der Gesetzgeber hat sowohl im Wortlaut des § 2 Abs 1 Satz 3 SGB V als auch in der Gesetzesbegründung zum Ausdruck gebracht, daß eine nicht ausreichend erprobte Methode nicht zu Lasten der Krankenkassen abgerechnet werden darf.*« Zwar sei es nicht ausgeschlossen, so heißt es ein paar Zeilen höher, »*daß auch vom Bundeausschuß für Ärzte und Krankenkassen noch nicht empfohlene Behandlungsmethoden ausnahmsweise dennoch anzuwenden sein können*« – aber auch dies eben nur,

Und was hat das für Folgen?

wenn »*für deren Anwendung ... der Nachweis der Wirksamkeit in einer statistisch relevanten Zahl von Fällen spricht*« und darüberhinaus nicht durchgreifende Bedenken z. B. wegen Nebenwirkungen gegen die Methode bestehen.

Zwar ging es in dem Prozess um die Frage der Erstattungspflicht einer Krankenkasse für ein kodeinhaltiges Präparat als Substitutionstherapie für einen Heroinkranken. Jedoch wurde in Pressekommentaren zurecht darauf hingewiesen, daß dieses Urteil von grundlegender Bedeutung war. Insbesondere – so die Kommentare – viele Alternativ- und Naturheilverfahren, wie zum Beispiel auch die Akupunktur, seien hiervon betroffen und würden nun wohl von der Erstattungspflicht durch die Kassen ausgeschlossen.

Für viele mag das auf den ersten Blick
zunächst mal ganz einfach und ein-
leuchtend klingen: Die Solidargemein-
schaft wird endlich entlastet von allem
Unwissenschaftlichen. – Sollen die Leu-
te den Hokuspokus doch ruhig aus der
eigenen Tasche zahlen! Auf den zweiten
Blick können einem dann aber Zweifel
daran kommen, ob hier wirklich eine
wertvolle juristische Klarstellung erzielt
wurde.

In einem Fortbildungsbeitrag der
»Zeitschrift für Allgemeinmedizin« über
die Entwicklung von »Leitlinien für die
hausärztliche Praxis« (Nr. 71/1995) zi-
tierte F.M. Gerlach, Medizinische
Hochschule Hannover, ein Buch aus
dem renommierten amerikanischen
»Institute of Medicine« wie folgt: *»Nach
Schätzungen des »Institute of Medicine«
fehlt für immerhin etwa 51% aller (am-
bulant und stationär erbrachten) Gesund-
heitsdienstleistungen (»health services«)
und angewandten Strategien zur Patien-
tenversorgung (»patient management stra-
tegies«) der wissenschaftliche Nachweis
völlig. Über weite Strecken ersetzt darüber hinaus lediglich ein mehr oder minder ausgeprägter Konsens der Experten
eine eher mäßige Evidenz. Nur für etwa
4% (!) der erbrachten Gesundheitsdienst-
leistungen und Strategien zur Patienten-
versorgung ist nach Meinung des Institute
of Medicine ein wissenschaftlich abgesi-
cherter Nachweis wirklich erbracht und
besteht darüber hinaus auch ein mehr*

*oder weniger ausgeprägter Konsens der
jeweiligen »Experten«.«*

Leider besteht kein Anlaß, anzuneh-
men, daß die wissenschaftliche Nachweissituation für die angewendeten
Verfahren in Deutschland wesentlich
besser aussieht als in den USA – eher
im Gegenteil.

Diese Zahlen würden zum einen
besagen: Die in dem Urteil des Bundes-
sozialgerichts implizit enthaltene Annahme, daß die durch den Bundesausschuß für Ärzte und Krankenkassen
empfohlenen Behandlungsmethoden
durchweg bereits wissenschaftlich abgesichert und unstrittig seien, ist wohl
falsch. Vielmehr finden sich natürlich
auch unter den hier empfohlenen Methoden viele, die wissenschaftlich nicht
sehr gut abgesichert oder strittig sind.

Zum zweiten besagen die Zahlen
des Institute of Medicine, daß eine
Herausnahme aller nicht wissenschaftlich gut abgesicherten Methoden aus
der Erstattungspflicht – wie das Urteil
es als Absicht des Gesetzgebers beschreibt – bei konsequenter Anwendung zu einem Zusammenbruch der
Kassenmedizin führen würde.

Da dies natürlich nicht erwünscht
sein kann, öffnet das Urteil – anstatt
wie beabsichtigt Rechtssicherheit zu
schaffen – der Willkür durch Kassen-
vertreter die Tür, indem es diesen die
Möglichkeit gibt, mal das eine Verfahren abzulehnen und mal das andere

gnädig durchzulassen. Die Verfahren, die der Bundesausschuß für Ärzte und Krankenkassen empfiehlt, dürften dann wahrscheinlich sakrosankt sein, auch wenn hier nur »ein mehr oder minder ausgeprägter Konsens der Experten eine eher mäßige Evidenz ersetzt« – und damit dem geäußerten Willen des Gesetzgebers nicht entsprochen wird. Auch dürften unsinnige, aber althergebrachte Vorgehensweisen in Krankenhäusern – zum Beispiel die bekanntlich oft allen ernährungswissenschaftlichen Erkenntnissen widersprechende Krankenhausverpflegung – weiter ungeschoren durchgehen, während neuere oder fremder erscheinende Verfahren sehr kritisch angegangen würden – alles wie gehabt.

Die Misere rührt letztlich daher, daß hier bereits die Vorstellung des Gesetzgebers, »daß eine nicht ausreichend erprobte Methode nicht zu Lasten der Krankenkassen abgerechnet werden darf«, zwar als löblicher Wunsch für eine ferne Zukunft geeignet sein mag, aber auf die derzeitigen wissenschaftlichen Gegebenheiten in der Medizin einfach zu wenig Rücksicht nimmt. Zu gut deutsch: Unser neues Gesetz erscheint in diesem Punkt weltfremd, sobald man es mit den grimmigen Zahlen des Institute of Medicine konfrontiert.

Und das heißt wiederum: Weder das Gesetz noch das Urteil erscheinen geeignet, zu einer Klärung der Situation etwas beizutragen.

Ein vernünftiger Weg wäre wohl zunächst eine stärkere Berücksichtigung der wissenschaftlichen »Graubereiche« bei der Frage der Erstattungsfähigkeit einer Methode – also ein genaueres Hinsehen, ob es denn zum Beispiel schon deutliche wissenschaftliche Hinweise auf die Wirksamkeit einer Methode gibt – etwa in Form kleinerer klinischer Studien und Voruntersuchungen – oder ob nicht einmal solche Materialien vorliegen. (Aus genau diesem Grund werden die Verfahren mit »noch nicht ausreichenden Datenlagen« in unserem Werk nicht einfach in der Rubrik »nicht empfehlenswert« abgelegt, sondern genauer dargestellt.)

Eine nachhaltige Besserung der Situation ist freilich nur zu erreichen, indem weit mehr der aussichtsreichen oder von den Patienten gewünschten Verfahren in großen, gut angelegten Studien nachuntersucht werden, als derzeit der Fall ist. – Dies betrifft viele »schulmedizinische« Verfahren ebenso wie zahlreiche »naturheilkundliche« oder »alternative« Therapien.

Das Messen mit zweierlei Maß führt weder zu sinnvoller Kostensenkung noch zu einer Verbesserung der gesundheitlichen Versorgung der Patienten.

Im Oktober 1995
NIKLAS STILLER
– Redaktion –

Ärzte beurteilen Naturheilverfahren sehr positiv

Fast zwei Drittel der in Praxis und Klinik tätigen Ärztinnen und Ärzte befürworten prinzipiell die Anwendung von Naturheilverfahren. Dies ist das Ergebnis einer Befragung von knapp 800 Ärzten aus Kassel und Umgebung.

Bei der Akzeptanz von komplementärmedizinischen Verfahren lassen sich nach Angabe von Dr. H. Haltenhof und seinen Kollegen von der Psychiatrischen Klinik in Marburg drei Gruppen eingrenzen. Als verbreitet und überwiegend positiv beurteilt wurden Akupunktur, Phytotherapie, Manuelle Medizin, Homöopathie und Neuraltherapie. Weniger beliebt sind die Frischzellentherapie, Ozontherapie, Homotoxinbehandlungen und »Besprechungen«. Letztlich sehr unterschiedlich wurden verschiedene Methoden wie Fußsohlenreflexmassage, Eigenblutbehandlung oder Spezialdiäten gewertet.

Befindensstörungen sowie chronische Krankheiten sind nach den Angaben der befragten Mediziner die Hauptindikationsgebiete der komplementärmedizinischen Verfahren. Als Grund für deren Einsatz wurde von nahezu drei Vierteln die geringe Nebenwirkungsrate genannt, aber auch die »Natürlichkeit« der Therapie, der größere Erfolg, der »kausalere« Behandlungsansatz, und letztlich auch der günstige Preis wurden als Argument genannt. (MH)

Doppelblindstudie mit Galphimia glauca

Der Streit um die Homöopathie entzündet sich immer wieder an der Frage: Läßt sich die Anwendung von Homopathika im klinischen Doppelblindversuch verifizieren oder nicht. Obgleich konservative Vertreter der Homöopathie diese Frage nach wie vor verneinen, wurden bereits eine ganze Reihe von klinischen Untersuchungen mit Homöopathika durchgeführt – wie in einer Metaanalyse von Kleijnen et al. , 1991 gezeigt wurde. Auch in einem kontrollierten Versuchsansatz, doppelblind und randomisiert können Homöopathika auf Wirksamkeit und Verträglichkeit geprüft werden. M. WIESENAUER und R. LÜDTKE beispielsweise konnten in einer Studie mit 164 Allergikern darlegen, daß Galphimia glauca D4 in 81,1 Prozent der Fälle zu einer deutlichen Besserung der Symptome führt. In der Plazebogruppe lag die Besserungsrate nur bei 51,1 Prozent. (M. Wiesenauer, Lüdtke, R., Phytomedicine Vol 2 (1), 3-6, 1995). (MW)

Grüner Tee beugt Arterioskleriose vor

Der regelmäßige Genuß von täglich etwa zehn Tassen grünem Tee soll sowohl Arteriosklerose als auch Leberschäden vorbeugen. Dies wurde nun von japanischen Wissenschaftlern untermauert (BMJ 310, 1995, 604).

Zwischen 1986 und 1990 bestimmten die Wissenschaftler jährlich die Blutfett- und Leberwerte von knapp 1.400 Männern über vierzig Jahre. Die Werte sind mit den Mengen von grünem Tee, der durchschnittlich täglich konsumiert wurde, in Beziehung gesetzt worden. Dabei ist vor allem bei den Probanden, die täglich über zehn Tassen tranken, eine signifikante Reduktion der Gesamtcholesterin-, LDL- und VLDL-Werte festgestellt worden. Die HDL-Werte seien dagegen deutlich gestiegen. Dieser antiatherogene Effekt sei unabhängig gewesen von Alter, Zigaretten- und Alkoholkonsum sowie dem Gewicht. (MH)

Dermapunktur versus Diclophenac

Schmerzen zählen zu den häufigsten Gründen für die Konsultation eines Arztes. Viele Schmerzmittel sind jedoch - zumindest bei langfristiger Anwendung - mit starken Nebenwirkungen belastet. Jetzt konnte in einer Untersuchung gezeigt werden: Die *Dermapunkturmassage*, eine transkutane Reiztherapie, bietet sich als wirksame und zugleich nebenwirkungsarme Alternative zu der weit verbreiteten Schmerztherapie mit Diclophenac an.

Am REHA Zentrum Nord, Hamburg Norderstedt, wurden unter Leitung von Dr. T. WESSINGHAGE insgesamt 72 Patienten (51 Frauen und 21 Männer im Alter von 25 bis 85 Jahren) mit Migräne bzw. Spannungskopfschmerz oder Schmerzen der LWS, wie z.B. Lumbago und Lumbalgie, entweder mit Dermapunktur oder mit dem Schmerzmittel Diclophenac behandelt. Fast 90 Prozent aller Patienten litten seit mehr als ein Jahr unter ihren Schmerzen.

Die Studie wurde als Cross-Over-Studie durchgeführt. Ein Teil der Patienten wurde für drei Wochen mit Dermapunktur behandelt, der andere Teil mit Diclophenac. Im Anschluß an diesen Behandlungszyklus wurde die Untersuchung mit der jeweils anderen Behandlungsform fortgesetzt. Die Reihenfolge der Verfahren wurde durch Randomisierung festgelegt.

Als Hauptzielkriterium der Studie diente der Parameter »Schmerz«: Am Anfang und am Ende eines dreiwöchigen Behandlungsintervalls wurden die Patienten gebeten, detailliert Auskunft über Lokalisation, Art und Stärke der Schmerzen zu geben. Zudem erfolgte eine Bestimmung der Schmerzintensität mit Hilfe des Gödecke-Schmerzlineals.

Entsprechend den Indikationsgruppen wurden die Patienten im Verlauf der Untersuchung in zwei Untergruppen eingeteilt und separat ausgewertet:

Gruppe: Kopfschmerz
Nach einer dreiwöchigen Behandlungsperiode mit dem Dermapunktur-Massageroller hatten sich die Beschwerden bei 25 der 41 Patienten gebessert. Bei elf Patienten blieben die Beschwerden unverändert. 19 Patienten gaben an, nur noch gelegentlich Schmerzen zu haben. Auf die Frage nach der maximalen Schmerzintensität in den vergangenen sieben Tagen gaben die Patienten zu Beginn der Untersuchung im Mittel einen Wert von 65,1 an. Durch die Derma-

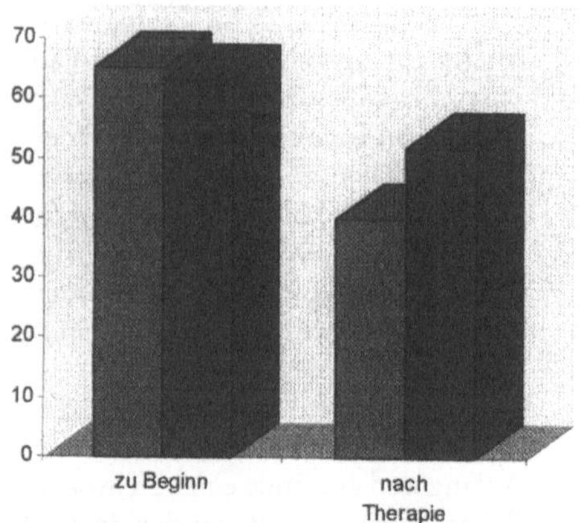

Abb. 1:

Die Graphik zeigt den Parameter »maximale Schmerzintensität der letzten sieben Tage« im Vergleich Dermapunkturbehandlung zu Therapie mit Diclophenac bzw. Acetylsalicylsäure nach drei Wochen Behandlung.

punkturbehandlung reduzierte sich dieser Wert um 25,3 auf 39,8. In der Vergleichsgruppe (Diclophenac) hingegen nur um 11,5 (von 63,2 auf 51,7, siehe Abb. 1).

Nebenwirkungen während der Dermapunkturmassage traten bei sieben Patienten auf. Bei zwei Patienten wurden die Nebenwirkungen, in aller Regel Hautreizungen, als stark, in allen anderen Fällen als leicht beschrieben. In der Vergleichsgruppe gaben 15 Patienten Nebenwirkungen – in der Regel Übelkeit, Magen-Darmstörungen, Diarrhoe und Atemnot – an. In drei Fällen wurden die unerwünschten Arzneimittelwirkungen als leicht, in sechs Fällen als »deutlich«, in drei Fällen als »stark« und in zwei Fällen als »extrem störend« beschrieben. In den letztgenannten fünf Fällen führten die Nebenwirkungen zum Abbruch der Studie.

Gruppe: Rückenschmerz
Nach der dreiwöchigen Behandlungsperiode mit dem Dermapunktur-Massageroller berichteten 23 Patienten (74,2 Prozent) über eine Besserung ihrer Beschwerden, bei sechs Patienten blieben die Beschwerden unverändert und in einem Fall trat eine Verschlechterung auf. Mehr als die Hälfte der Patienten (51,6 Prozent) gab an, nur noch gelegentlich Schmerzen zu haben. Nach Beendigung der dreiwöchigen Arzneimitteltherapie - 28 Patienten nahmen Diclophenac, zwei Patienten Acetylsalicylsäure ein – gaben dreizehn Patienten eine Besserung ihrer Beschwerden an, bei zwölf Patienten blieben die Beschwerden unverändert, und bei drei Patienten trat sogar eine Verschlechterung ein.

Die Auswertung der Schmerzintensitäten mit Hilfe des Gödecke-Lineals führte zu folgenden Ergebnissen: Zu Be-

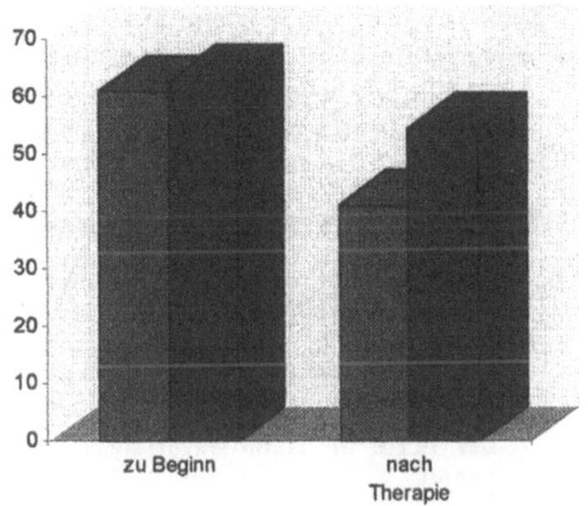

Abb. 2:

Die Säulen zeigen, daß die »maximale Schmerzintensität der letzten sieben Tage« unter der dreiwöchigen Dermapunkturbehandlung stärker abgenommen hat als während der Pharmakotherapie.

handlungsbeginn lag die »maximale Schmerzintensität in den letzten sieben Tagen« bei 60,9. Nach Abschluß der Dermapunkturbehandlung lag der Wert für »maximale Schmerzen« um 19,7 niedriger, bei 41,2.

In der Vergleichsgruppe wurden die »maximale Schmerzintensität in den letzten sieben Tagen« von einem Ausgangswert von 62,8 nur um 8,3 auf 54,5 gesenkt (siehe Abb. 2).

In der Dermapunkturgruppe traten bei drei Patienten Nebenwirkungen - lokale Hautreizungen - auf, einmal »leicht«, einmal »deutlich« und einmal »stark«. In keinem Fall wurde die Behandlung abgebrochen. Demgegenüber berichteten während der Arzneimitteltherapie 11 Patienten (35,5 Prozent) über Übelkeit, Magen-Darmstörungen und Erbrechen. In vier Fällen wurden diese Nebenwirkungen als »leicht«, in

drei Fällen als »deutlich«, in zwei Fällen als »stark« und in zwei Fällen als »extrem störend« beschrieben. In drei Fällen führten die UAWs zum Abbruch der Studie.

Fazit

Aufgrund der in dieser Cross-over-Studie erzielten Ergebnisse kommen die Autoren zum Ergebnis, daß die Dermapunkturbehandlung eine ausgesprochen wirksame Alternative zu den klassischen Behandlungsformen darstellte, daß sie weitgehend nebenwirkungsfrei und zudem noch einfach in der Anwendung sei. (Die bei der Dermapunktur beschriebenen Nebenwirkungen beschränkten sich auf lokale Hautreizungen. Diese könnten auf eine nicht lege artis durchgeführte Selbstbehandlung – zu starker Druck, zu lange Behandlung einer Stelle oder eine zu lange tägliche Behandlung – zurückzuführen sein. Eine konsequent richtige Anwendung des Dermapunkturrollers könnte sicherlich die Nebenwirkungsrate weiter verringern.) Zur Linderung der Beschwerden »Kopf-« und »Rückenschmerz« sei sie deshalb eindeutig positiv zu bewerten. Die Dermapunktur sollte ihnen zufolge bei den häufig vorkommenden leichten bis mittelstarken Beschwerden in diesem Indikationsbereich als therapeutische Alternative in der täglichen Praxis berücksichtigt werden. (MW)

Literatur:
T. König, Wessinghage, Th. und M. Rimpler, Schmerztherapien im Vergleich: Dermapunktur versus Diclophenac, Ergebnisse einer klinischen Cross-Over-Studie, Der Allgemeinarzt 8, 931-940 (1995)

Krankenhauskost ist oft ungesund
Stationär aufgenommene Patienten laufen Gefahr, im Krankenhaus gut behandelt, aber ungesund ernährt zu werden. So lautet das Ergebnis der Niedersachsenstudie Krankenhauskost.

Wie die Niedersächsische Akademie für Ernährungsmedizin, eine Einrichtung der Ärztekammer und der Kassenärztlichen Vereinigung Niedersachsen sowie der Deutschen Gesellschaft für Ernährungsmedizin, berichtete, hat die Untersuchung gezeigt, daß Klinikkost zuviel Fett, gesättigte Fettsäuren und Eiweiß enthalte. Ferner bestehe als Folge eines zu geringen Angebotes an Obst, Gemüse und Salaten ein erhebliches Kohlenhydratdefizit. Außerdem sei der Ballaststoffgehalt meist zu niedrig.

Das, so der Akademievorsitzende Prof. Dr. med. Peter Schauder, »bemerkenswerte Nebeneinander von High-Tech-Medizin und niedrigem ernährungsmedizinischen Standard« in vielen Kliniken zeige die eher untergeordnete Rolle, die Gesundheitsförderung und Krankheitsprävention gegenwärtig noch spielen. (MH)

89. Kongreß des Zentralverbandes der Ärzte für Naturheilverfahren (ZÄN)
Im ZÄN hat ein Generationswechsel stattgefunden: Im neuen Vorstand, der in der Mitgliederversammlung am 9. September 1995 gewählt wurde und am 1. Januar 1996 seine Amtsgeschäfte aufnimmt, sitzen nur noch vier Mitglieder des bisherigen Vorstandes.

Neuer 1. Vorsitzender ist Dr. med. Antonius Pollmann aus Baden-Baden, der auch Vorsitzender des Berufsverbandes der Akupunkteure in Deutschland ist. Neuer Stellvertreter ist Dr. med. Wolfgang Schmitz-Harbauer, praktischer Arzt aus Krefeld.

Außerdem wurden gewählt: Dr. med. Holger Huneke aus Düsseldorf, Dr. med. Martin Adler aus Siegen-Greifswald, Professor Dr. Heinz Schilcher aus Berlin, Dr. med. Heidi Rausch aus Duisburg, Dr. med. Christian Kuhn aus Überlingen, Dr. med. Olaf Kuhnke aus Deggendorf und Dr. med. Jürgen Rheder aus Hamburg. (MH)

**6. Phytotherapiekongreß
Berlin 05. bis 07.10. 1995**

*Phytotherapie – zwischen Bürokratie
und Fortschritt*

Phytopharmaka haben ihre Domäne vor
allem in der Behandlung funktionellen
Störungen, bei chronischen sowie bei
psychosomatischen Erkrankungen. Wie
Prof. SCHILCHER, Berlin, auf der Presse-
konferrenz im Rahmen des 6. Phytothe-
rapie-Kongresses in Berlin betonte, liegen mittlerweile eine ganze Reihe von
klinischen Doppelblindstudien vor, die
die Wirksamkeit von Phytopharmaka bei
den verschiedensten Indikationen belegen. Grundproblem fast aller pflanzlichen Arzneimittel sei jedoch nach wie
vor die Komplexität dieser Vielstoffge-
mische. Natürliche Wirkstoffkombina-
tionen – wie sie in Pflanzenextrakten
enthalten sind – sind zwar in aller Regel
wirksamer und auch besser verträglich
als die jeweiligen synthetischen oder iso-
lierten Wirkstoffe, sie sind jedoch auch
wesentlich schwerer faßbar bzw. standar-
disierbar und daher für viele Wissenschaftler ein steter Stein des Anstoßes.

Erschwerend kamen und kommen
stetig neu die Auflagen der Behörde hinzu, die nicht nur hoch, sondern auch
unberechenbar sind. Wie auf der Eröff-
nungsveranstaltung am Donnerstag zu
hören war, wurde nunmehr von seiten
des Amtes festgelegt, daß künftig nur
noch die Extraktgehalte auf den Packun-
gen angegeben werden sollen. Die vor-
mals übliche und bewährte Deklaration
von wirksamkeitsbestimmenden oder
mitbestimmenden Inhaltsstoffen soll

hingegen entfallen. Diese Entscheidung
kam nicht nur unerwartet, sie ist auch
nach Aussage von Schilcher ein »wissenschaftlicher Rückschritt« und wie ein
»Schlag ins Gesicht« des Phytopharma-
kologen.

*Ohne qualitativ hochwertige Droge,
keine hochwertige Phytotherapie*

Auch Prof. F.M. KEMPER, Münster, der
am 05.Oktober in seinem Amt als 1.
Vorsitzende der Gesellschaft für Phytotherapie bestätigt wurde, hob hervor,
daß die Phytotherapie mehr ist als der
Einsatz von Pflanzen in der Praxis. Ohne
die wissenschaftlichen Grundlagen, die
Forschungsarbeiten zu Pharmakologie,
Qualität und Standardisierung, fuhr
Kemper fort, konnen Phytopharmaka
nicht erfolgreich zum Einsatz gebracht
werden. In der Diskussion um die Frage
nach der Vergleichbarkeit von analog
zusammengesetzten Zubereitungen, die
von Kemper moderiert wurde, konnte
noch kein endgültiger Konsens erreicht
werden. Schon der Begriff »Phytoaequi-
valenz« wurde kontrovers diskutiert.
Darüber hinaus konnten sich die Teil-
nehmer auf keine allgemeingültigen Eck-
werte in den Bereichen Phytopharmako-
logie und Klinik einigen.

Phytotherapie in Klinik und Praxis

Schwerpunktthemen der Phytotherapie
und auch des Kongresses waren unter
anderem: die urologischen und die gynä-
kologischen Erkrankungen. Phytothera-
peutika stellen gerade für den Urologen
bei vielen Erkrankungen eine wichtige

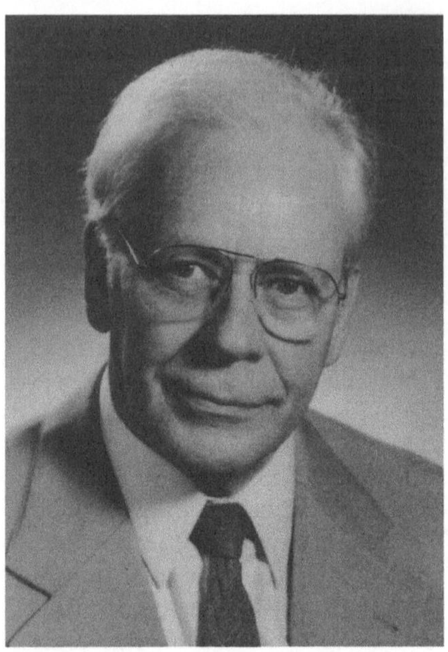

Abb. 3: *Prof. em. Dr. Dres. h.c. Fritz H. Kemper, Münster*

Doxazosin, ein Alpha-Rezeptorblocker – in nichts nach, wie Prof. BACH, in seinem Vortrag anhand von Vergleichsstudien zeigen konnte.

Weitere bewährte Indikationsgebiete der Phytotherapie, auf die in mehreren Vorträgen eingegangen wurde, sind die Angst- und Spannungszustände bzw. depressiven Verstimmungen. Bereits sieben Phytopharmaka mit psychotropen Wirkungen wurden von der Kommission E am früheren Bundesgesundheitsamt positiv bewertet: Lavendelblüten, Melissenblätter, Passionsblumenkraut, Hopfenzapfen, Johanniskraut, Kava kava und Baldrianwurzel. Die drei letztgenannten können nach Aussage von L. BLAHA, Deggendorf, mit spezifischen Indikationen belegt werden, wohingegen die anderen Drogen, was ihre Anwendungsgebiete anbetrifft, bisher relativ wenig differenziert sind.

und unverzichtbare Therapieform dar, betonte Dr. VAHLENSIECK, München. Von den Pflanzenextrakten, die beispielsweise bei benigner Prostatahyperplasie eingesetzt werden, nimmt das Sabalfruchtextrakt mit 31 Prozent den Platz eins ein, gefolgt von Brennessel mit 20 %. Kürbis (7 %) und Roggenpollen (4 %) rangieren auf Platz drei und vier. Diese pflanzlichen Prostatamittel beeinflussen die Kongestion und die entzündlichen Infiltrate bei der benignen Prostatahyperplasie. Und – die pflanzlichen Arzneimittel stehen dabei den synthetischen Wirkstoffen – wie beispielsweise

Johanniskraut bei psychovegetativen Störungen und depressiven Verstimmungszuständen
28 kontrollierte Studien bei Patienten mit Depressionen sprechen, was die Wirksamkeit und Verträglichkeit von Johanniskraut anbetrifft, eine überzeugende Sprache. Johanniskrautextrakte, führen zu einer deutlichen Verbesserung der depressiven Symptomatik und zu einer Linderung der psychovegetaiven Begleiterscheinungen. Sie erweisen sich dabei als fast ebenso wirksam wie synthetische Antidepressiva, bei wesentlich besserer Verträglichkeit.

Wenngleich viele Fragen aus den Bereichen Phytropharmakologie und klinische Pharmakologie noch zu klären sein werden, in einem Punkt waren sich die Wissenschaftler auf diesem Kongreß einig: Phytopharmaka sind keine obskuren Heilkräuter mehr. Viele, wenn auch noch lange nicht alle, Pflanzenheilmittel sind mittlerweile in ihrer klinischen Wirksamkeit belegt und sollten als ein wichtiger Bestandteil der – und nicht als Alternative zu der – modernen Medizin angesehen werden. (MW)

Personalien/Preise

Gutenbrunner Ruf nach Hannover

Dr. med. Chr. Gutenbrunner, der langjährige Direktor des Instituts für Rehabilitationsmedizin und Balneologie in Bad Wildungen, ist jetzt zum Professor und Leiter des Instituts für Balneologie und Medizinische Klimatologie an der Medizinischen Hochschule Hannover ernannt worden.

Rudolf-Fritz-Weis-Preis

In diesem Jahr wurde der mit DM 10.000,– dotierte Rudolf-Fritz-Weis-Preis an vier Wissenschaftler der Abteilung für Klinische Pharmakologie des Klinikums der Johann-Wolfgang-Goethe Universität in Frankfurt am Main verliehen.

Ausgezeichnet wurden: Dr. med. Paul-Gerhard Merz, Apotheker, Andreas Schödter, Dipl.-Mathematiker, Dr. med. Stefan Rietbrock und Prof. Dr. Dr. med. Dieter Loew. In ihren klinisch-pharma-

kologischen Untersuchungen konnten die Wissenschaftler einen Einfluß von Agnus-castus-Extrakt auf die Prolaktinsenkung bei gesunden männlichen Probanden nachweisen. Es zeigte sich, daß die Wirkung des Pflanzenextraktes abhängig von der Dosis und von der Ausgangshöhe der Prolaktinspiegel ist. Unerwünschte Nebenwirkungen wurden – auch bei höherer Dosierung – nicht beobachtet. Die Prolaktin inhibierende Wirkung von Agnus castus geht auf eine selektive Stimulation von Dopaminrezeptoren zurück. Der Nachweis dieses Wirkprinzips sowie der Verträglichkeit von Agnus castus in hoher Dosierung eröffnet für dieses Phytopharmakon möglicherweise völlig neue Indikationsgebiete, z.B. M. Parkinson.

Die Preisverleihung wurde gemeinsam von dem Vorsitzenden der Deutschen Gesellschaft für Phytotherapie, Prof. Dr. Fritz Kemper und Dr. Michael Popp, dem Geschäftsführer der Bionorika GmbH, vorgenommen.

Termine

Veranstaltungshinweise des ZÄN (Zentralverband der Ärzte für Naturheilverfahren)

27.02.-06.03.1996 Weiterbildungswoche I – Überlingen, Seminar Heilfasten/ Naturheilverfahren; **07.03.-13.03.1996** 90. Ärztlicher Fortbildungskongreß, Freudenstadt; **09.03.-10.03.1996** Intensiv-Fortbildung in Naturheilverfahren mit Workshops. Leitthema: »Immunologische Probleme in der Praxis«;

07.03.-10.03.1996 Industrieausstellung;
07.03.-13.03.1996 Weiterbildung
Naturheilverfahren III und IV;
07.03.-13.03.1996 Weiterbildung
Homöopathie Kurs A, B, C und D;
11.03.-16.03.1996 38. Ärztlicher
Fortbildungskongreß der Internat. med.
Gesellschaft für Neuraltherapie nach
Huneke - Regulationstherapie e.V.,
Freudenstadt; **30.04.-05.05.1996**
Weiterbildung Naturheilverfahren II,
Oberursel.
Information und Anmeldung:
Alfredstr. 21,
72250 Freudenstadt,
Tel.: 07441/2151,
Fax: 07441/87830;
Kursort: Kongreßhaus Freudenstadt

Kneipp Ärzte Bund e.V., Gesellschaft für Naturheilverfahren

Der Kneipp Bund e.V., Bad Wörishofen, bietet auch im kommenden Jahr
eine Reihe von Fortbildungskursen zu
den verschiedenstensten naturheilkundlichen Themen an:
Block 1 (Mittwoch-Sonntag)
    17.01. - 21.01.96 Kurs 1
    24.01. - 28.01.96 Kurs 2
    31.01. - 04.02.96 Kurs 3
    07.02. - 11.02.96 Kurs 4

Block 2 (Mittwoch - Sonntag)
    09.10. - 13.10.96 Kurs 1
    16.10. - 20.10.96 Kurs 2
    23.10. - 27.10.96 Kurs 3
    30.10. - 03.11.96 Kurs 4

Block 3 (Freitag - Dienstag/Mittwoch -
Sonntag)
    12.04. - 16.04.96 Kurs 1
    17.04. - 21.04.96 Kurs 2
    28.11. - 02.12.96 Kurs 3
    03.12. - 07.12.96 Kurs 4

Kurs 1: Hydro- und Thermotherapie,
Phytotherapie I; **Kurs 2:** Ernährungs-,
Elektro- und Mikrobiologische Thera-
pie, Ausleitende Verfahren; **Kurs 3:** Mas-
sage, Bewegungstherapie, Atemtherapie
Kurs 4: Ordnungstherapie, Neuralthera-
pie, Phytotherapie II;
Anmeldung: ÄFZ Ärztliches Fort-
bildungszentrum an der Sebastian-
Kneipp-Akademie,
Adolf-Scholz-Allee 6-8, 86825
Bad Wörishofen,
Tel: 08247/3002-156/155

Weitere Kursangebote

Informationen über Veranstaltungen
und Kurse der Gesellschaft zur Fort- und
Weiterbildung in Naturheilverfahren
(NIDM) mbH, erhalten Sie unter der
Anschrift:
NIDM, Naturheilverfahren
in der Medizin,
Keplerstr. 13,
93047 Regensburg,
Tel: 0941/54838,
Fax: 0941/565331

Anleitung zum

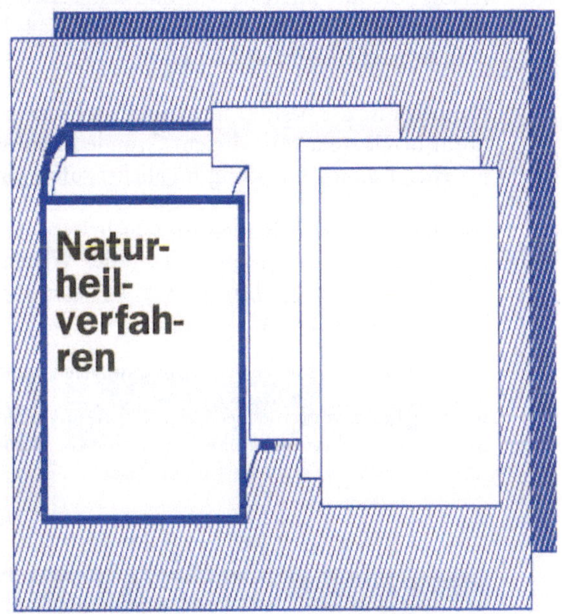

Einsortieren

Folgelieferung November 1995

Sehr geehrte Abonenntin,
sehr geehrter Abonnent,

die neueste Folgelieferung für Ihr *SpringerLoseblattSystem Naturheilverfahren* versorgt Sie mit interessanten und nützlichen Informationen über Grundlagen, Verfahren und Nachweissituation im Bereich Naturheilverfahren und unkonventionelle medizinische Richtungen.

Natürlich ist die beste Information aber nur dann wirkungsvoll, wenn sie auf Abruf bereit steht. Aus diesem Grunde bitten wir Sie, die Folgelieferung entsprechend dieser Anleitung <u>möglichst sofort einzuordnen</u>.

So haben Sie die Sicherheit, daß nichts verloren geht, alles übersichtlich ist und Sie immer auf dem neuesten Stand des Wissens bleiben.
Mit einem Wort: <u>das Einsortieren bedeutet fünf Minuten Mühe, die sich lohnen!</u>
Und so machen Sie es:

Ihr Werk, das nehmen Sie heraus:		**Diese Folgelieferung,** das ordnen Sie ein:	
Das Titelblatt (Schmutztitel)	2 Seiten	Das neue Titelblatt (Schmutztitel)	2 Seiten
Das Autorenverzeichnis	3 Seiten		
Sektion 00, Wegweiser (1. Ordner)			
Das Inhaltsverzeichnis der Sektion 00	1 Seite	Das aktualisierte Inhaltsverzeichnis der Sektion 00	1 Seite
Das Kapitel 00.01: »Inhaltsübersicht«	7 Seiten	Das aktualisierte Kap. 00.01: »Inhaltsübersicht«	7 Seiten
		Das aktualisierte Autorenverzeichnis als neues Kap. 00.03	4 Seiten
Sektion 03, Hydro-/Thermotherapie (1. Ordner)			
Das Inhaltsverzeichnis der Sektion 03	2 Seiten	Das aktualisierte Inhaltsverzeichnis der Sektion 03	2 Seiten
		Das neue Kapitel 03.08 »Das Saunabad«	12 Seiten

Sektion 04, Bewegungstherapie (1. Ordner)			
Das Inhaltsverzeichnis der Sektion 04	1 Seite	Das aktualisierte Inhaltsverzeichnis der Sektion 04	1 Seite
		Das neue Kapitel 04.02: »Grundlagen der Bewegungstherapie, Teil 2: Effekte von körperlichem Training auf den Organismus«	16 Seiten
		Das neue Kapitel 04.03: »Geschichte der Bewegungstherapie«	20 Seiten
Sektion 06, Elektrotherapie (1. Ordner)			
Das Inhaltsverzeichnis der Sektion 06	1 Seite	Das aktualisierte Inhaltsverzeichnis der Sektion 06	1 Seite
		Das neue Kapitel 06.02 »Elektrotherapie: Allgemeine Grundlagen«	9 Seiten
Sektion 07, Ernährungstherapie (1. Ordner)			
Das Inhaltsverzeichnis der Sektion 07	1 Seite	Das aktualisierte Inhaltsverzeichnis der Sektion 07	1 Seite
		Das neue Kapitel 07.02: »Ernährungsphysiologische Grundlagen«	16 Seiten
Sektion 08, Phythotherapie (2. Ordner)			
Das Inhaltsverzeichnis der Sektion 08	3 Seiten	Das aktualisierte Inhaltsverzeichnis der Sektion 08	3 Seiten
		Das neue Gutachten: »Nachweis der Wirksamkeit von Weißdornextrakten«	10 Seiten

Sektion 09, Psychotherapie (2. Ordner)

Das Inhaltsverzeichnis der Sektion 09	2 Seiten	Das aktualisierte Inhaltsverzeichnis der Sektion 09	2 Seiten
Die Seiten 27/28 des Kapitels 09.08 »Atem- und Leibtherapie«	2 Seiten	Die neuen Seiten 27/28 des Kapitels 09.08 »Atem- und Leibtherapie«	2 Seiten
		Das neue Kapitel 09.10: »Strukturelle Integration (Rolfing®)«	19 Seiten

Sektion 12, »Ausleitende Therapien« (2. Ordner)

Die Seiten 1/2 des Kapitels 12.02 »Ausleitende Therapien und Therapien mit lokal reizenden und reflektorischen Wirkungen: Allgemeine Grundlagen« (Austausch kostenlos)	2 Seiten	Die neuen Seiten 1/2 des Kapitels 12.02 »Ausleitende Therapien und Therapien mit lokal reizenden und reflektorischen Wirkungen: Allgemeine Grundlagen«	2 Seiten

Sektion 16, »Anthroposoph. Medizin« (2. Ordner)

Das Inhaltsverzeichnis der Sektion 16	1 Seite	Das aktualisierte Inhaltsverzeichnis der Sektion 16	1 Seite
		Das neue Kapitel 16.01: »Anthroposophische Medizin im Überblick«	22 Seiten

Naturheilverfahren

und Unkonventionelle Medizinische Richtungen

Herausgegeben von M. Bühring und F.H. Kemper
unter Mitarbeit von P.F. Matthiessen

Redaktion
K. Schick

Sektionseditoren
K.-M. Braumann, F.-E. Brock, M. Bühring, E. Ernst, V. Fialka,
Chr. Gutenbrunner, G. Hildebrandt, H. Kasper, F.H. Kemper,
P.F. Matthiessen, D.M. Melchart, H. Müller-Braunschweig,
W. Schnizer, H. Schoberth, G. Stux, B. Uehleke, M. Wiesenauer

Mit Beiträgen und Gutachten von
U. Abel, A. Albrecht, H. Becker, A. Bienek, R. Brandmaier,
K.-M. Braumann, H. G. Brecklinghaus, F.-E. Brock, M. Bühring,
E. Conradi, H.-E. Czetczok, Th. Ehrensperger, C. Fassold,
S. Fitzek, G. Frick, K.-W. Friedrich, J. Grünwald,
Chr. Gutenbrunner, R. Hänsel, M. Herold, G. Hildebrandt,
M. Hörning, R. Holle, W.-D. Hübner, W. Jänig, R. Johnen,
W. Juretzek, F.H. Kemper, T. Kersken, H. Koch, H. Kraft,
A. Krüger, S. Lange, D. Laudahn, D. Loew, P.F. Matthiessen,
D. Melchart, A. Michalsen, J. Müller, H. Müller-Braun-
schweig, H. Oberritter, G.-M. Ostendorf, H.-D. Peters, E. Piel,
P. Piontek, G. Pöhlmann, R. Pothmann, H.G. Pratzel,
E. Preisinger, H. Quirin, J. v. Rosen, B. Rosslenbroich,
R. Saller, M. Schedlowski, J. Schmidt, S. Schmidt, G. Schmitz,
W. Schnizer, H. Schoberth, H. Schott, R. Schüppel,
O. Schuhfried, V. Schulz, F.A. Stebner, K. v. Steinaecker,
N. Stiller, G. Stux, B. Uehleke, P.U. Unschuld, H. Walach,
A. Walper, P. Wenzel, J. Windeler, R. Winkler, A. Wirth,
H. D. Wolfstädter

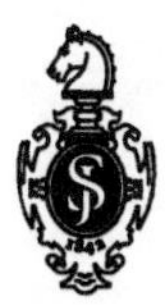

Stand: November 1995

Springer-Verlag Berlin Heidelberg GmbH

Impressum

Herausgeber:
Prof. Dr. med. M. Bühring
Leiter der Klinik für Naturheilkunde
des Universitätsklinikums Benjamin
Franklin der Freien Universität Berlin

Univ.-Prof. em., Dr. med., Dr. h.c. mult.
F. H. Kemper
Leiter der Umweltprobenbank für Human-
Organproben/Umweltdatenbank; Präsi-
dent des Medizinischen Fakultätentages
der Bundesrepublik Deutschland; Vorsit-
zender des Vorstandes der ESCOP
(European Scientific Cooperation of
Phytotherapy)

Redaktion
K. Schick

Aktuelles
Dr. med. M. Hörning
Dipl. Biologe J. Meyer-Wegener

Projektentwicklung/Zentralredaktion
Dr. med. N. Stiller,
E. Bieber
med-inform
Schneider-Wibbel-Gasse 4
40213 Düsseldorf

Satz
K. Fleming

Visuelles Konzept
MetaDesign, Berlin

ISBN 978-3-540-60459-4   ISBN 978-3-662-25284-0 (eBook)
DOI 10.1007/978-3-662-25284-0

Geschäftliche Post bitte ausschließlich an
den Springer-Verlag Berlin Heidelberg GmbH
Auftragsbearbeitung
zu Händen von Frau R. Assmann
Postfach 31 13 40
10643 Berlin

Sektion 00, Wegweiser

Inhaltsübersicht der Sektionen und ihrer Kapitel

(die mit der Folgelieferung November'95 gelieferten Beiträge sind hellblau unterlegt.) ● = Gutachten

Sektion 09, Körperorientierte Psychotherapie u.a.

Sektion 10, Umstimmende Therapien

Folgelieferung November '95

Autoren und Editoren

ABEL, ULRICH,
PD Dr. rer. nat., Dr. biol. hum.,
Institut für Med. Biometrie u.
Informatik, Universität Heidelberg

ALBRECHT, ASTRID,
Dr. med., Karlsruhe

BECKER, HANS,
Prof. Dr. med., Institut für
Psychotherapie und Psychoanalyse,
Heidelberg

BIENEK, ARTUR,
Dr. med., Teutoburger-Wald-Klinik
und Parkklinik, Bad Rothenfelde

BRANDMAIER, ROLAND,
Dr. med., Biometrisches Zentrum
für Therapiestudien GmbH,
München

BRAUMANN, KLAUS-MICHAEL,
Prof. Dr. med., Olympiastützpunkt
Hamburg/Kiel, Fachbereich Sport-
wissenschaften, Universität Hamburg

BRECKLINGHAUS, HANS-GEORG,
Dipl. Päd., Certified Rolfer, Freiburg

BROCK, FRANZ-E.,
Dr. med., Kneippianum,
Bad Wörishofen

BÜHRING, MALTE,
Prof. Dr. med., Universitätsklinikum
Benjamin Franklin, Klinik für Natur-
heilkunde, Freie Universität Berlin

CONRADI, EBERHARD
Prof. Dr., Direktor der Universitäts-
und Poliklinik für Physikalische
Medizin und Rehabilitation der
Charité, Humboldt-Universität
Berlin

CZETCZOK, HANS-ERICH,
Dipl.-Psychol., Hiddenhausen

EHRENSPERGER, THOMAS
Dr. med., Basel

ERNST, EDZARD
Prof., Direktor des Center for
Complementary Health Studies,
University of Exeter

FASSOLD, CORNELIA,
Dr. med., Berlin

FIALKA, VERONIKA
Dr. med., Univ.-Doz., Universitäts-
klinik für Physikalische Medizin und
Rehabilitation, Wien

FITZEK, SABINE,
Dr. med., Bubenreuth

FRICK, GERHARD,
Dr. med. habil., stellv. Vorsitzender
der IÄA für Ultraviolettbestrahlung
des Blutes (UVB und HOT) e.V.,
Greifswald

FRIEDRICH, KURT-WERNER,
ehem. Leiter der Sebastian-Kneipp-
Schule, Bad Wörishofen

GRÜNWALD, JÖRG,
Dr., Berlin

GUTENBRUNNER, CHRISTOPH,
Prof. Dr., med., Institut für
Balneologie und medizinische
Klimatologie der Medizinischen
Hochschule Hannover

HÄNSEL, RUDOLF,
Prof. Dr. rer. nat., München

HEROLD, MANFRED,
Univ.-Doz. DDr., Univ. Klinik für
Innere Medizin, Innsbruck

HILDEBRANDT, GUNTHER,
> Prof. Dr. med., Institut für Arbeits-
> physiologie und Rehabilitations-
> forschung, Marburg

HÖRNING, MARTIN,
> Dr. med., Steinheim

HOLLE, ROLF,
> Dr., Institut für Med. Biometrie und
> Informatik, Universität Heidelberg

HÜBNER, WOLF-DIETRICH,
> Dr. med., Berlin

JÄNIG, WILFRID,
> Prof. Dr. med., Physiologisches
> Institut, Christian-Albrechts-
> Universität, Kiel

JOHNEN, ROLF,
> Dr. med., Psychosomatische Klinik,
> Schömberg

JURETZEK, WILTRUD
> Dr. med., Karlsruhe

KASPER, HEINRICH,
> Prof. Dr. med., Medizinische
> Universitätsklinik, Würzburg

KEMPER, FRITZ H.,
> Prof. Dr. med., Dr. h.c., Umwelt-
> probenbank für Human-Organ-
> proben, Westf. Wilhelms-Universität,
> Münster

KERSKEN, THOMAS
> Arzt, Düsseldorf

KOCH, HERBERT,
> Dr. med., Teutoburger-Wald-Klinik
> und Parkklinik, Bad Rothenfelde

KRAFT, HARTMUT,
> Dr. med., Köln

KRÜGER, ARND,
> Prof. Dr. phil, Institut für Sportwis-
> senschaften, Universität Göttingen

LANGE, STEFAN,
> Dr. med., Abteilung für
> Medizinische Informatik, Biometrie
> und Epidemiologie, Ruhr-Universität
> Bochum

LAUDAHN, DIRK,
> Arzt, Berlin

LOEW, DIETER
> Prof. Dr. Dr. med., Wuppertal

MATTHIESSEN, PETER F.,
> PD, Dr. med., Medizinische
> Fakultät, Universität Witten/
> Herdecke

MELCHART, DIETER,
> Dr., med., Münchner Modell zur
> Integration von Naturheilverfahren
> in Forschung und Lehre,
> Universität München

MICHALSEN, ANDREAS,
> Dr. med., Berlin

MÜLLER, JENNY,
> Dr. med., Hannover

MÜLLER-BRAUNSCHWEIG, HANS,
> Prof. Dr. med.,
> Wettenberg-Launsbach

OBERRITTER, HELMUT,
> Dr. rer. nat., Dipl. Ernährungs-
> wissenschaftler, Hünstetten-Limbach

OSTENDORF, GERD-MARKO,
> Dr. med., Wiesbaden

PETERS, HANS-DIETER,
> Prof. Dr. med., Pharmakologisches
> Institut, Medizinische Hochschule
> Hannover

PIEL, EDGAR,
> Dr., Institut für Demoskopie,
> Allensbach,
> Allensbach am Bodensee

Folgelieferung November '95

PIONTEK, PETER,
> Dr., Projektträgerschaft Forschung im Dienste der Gesundheit, Bonn

PÖHLMANN, GÜNTER,
> PD, Dr. med., Klinik für Innere Medizin III der Friedrich-Schiller-Universität Jena

POTHMANN, RAYMUND,
> Dr. med., Kinderklinik Wuppertal, Abteilung Neuropädiatrie und Schmerzambulanz, Wuppertal

PRATZEL, HELMUT G.,
> Prof. Dr. Dr., Institut für medizinische Balneologie und Klimatologie, München

PREISINGER, ELISABETH,
> Dr. med., OA, Universitätsklinik für Physikalische Medizin und Rehabilitation, Wien

QUIRIN, HERBERT,
> Dr. med., Ärztlicher Leiter der Klinik Bad Rippoldsau

ROSEN, FREIHERR VON JÜRGEN,
> Dr. med., Kurklinik f. naturgemäße Ganzheitsbehandlung, Gersfeld

ROSSLENBROICH, BERND,
> Dr. med. vet., Medizinische Fakultät der Universität Witten/Herdecke

SALLER, REINHARD,
> PD, Dr. med., Zentrum der Inneren Medizin, Klinikum der Universität Frankfurt, Frankfurt

SCHEDLOWSKI, MANFRED,
> PD, Dr., Abteilung Medizinische Psychologie und Klinische Immunologie der Medizinischen Hochschule Hannover

SCHMIDT, JÜRGEN,
> Dr. phil., Klinik Schömberg

SCHMIDT, SÖREN,
> Dr. rer. nat., Klinik für Tumorbiologie, Freiburg/Breisgau

SCHMITZ, GREGOR,
> Dr. med., Balve

SCHNIZER, WOLFGANG,
> Prof. Dr. med., Privatklinik St. Raphael, Bad Griesbach

SCHOBERTH, HANNES,
> Prof. Dr. med., Ostseeklinik Damp

SCHOTT, HEINZ,
> Prof. Dr. Dr., Medizinhistorisches Institut der Universität Bonn

SCHUHFRIED, OTHMAR,
> Dr. med., Universitätsklinik für Physikalische Medizin und Rehabilitation Wien

SCHÜPPEL, REINHART,
> Dr. med., Blaustein

SCHULZ, VOLKER,
> Prof. Dr. med., Berlin

STEBNER, FRANK A.,
> RA, Dr. jur., Bielefeld

STEINAECKER, KAROLINE V.,
> Atem- und Leibpädagogin, Berlin

STILLER, NIKLAS,
> Dr. med., Düsseldorf

STUX, GABRIEL,
> Dr. med., Düsseldorf

UEHLEKE, BERNHARD,
> Dr. med. Dr. rer. nat. Kneipp-Werke, Würzburg

UNSCHULD, PAUL U.,
> Prof. Dr., Institut für Geschichte der Medizin, Universität München

Folgelieferung November '95

WALPER, ANDREAS,
Dr. med., Berlin
WALACH, HARALD,
Dr. phil. Dipl. Psych., Abt.
Rehabilitationspsychologie der
Universität Freiburg
WENZEL, PETRA
Dr. med., Vethem
WIESENAUER, MARKUS,
Dr. med., Universität Göttingen
WINDELER, JÜRGEN,
PD Dr. med., Institut für
Medizinische Biometrie und Infor-
matik, Universität Heidelberg

WINKLER, RUDOLF,
Dr., Univ. Doz., Paracelsus-Institut,
Bad Hall, Österreich
WIRTH, ALFRED,
Prof. Dr. med., Ärztlicher
Direktor der Teutoburger-
Wald-Klinik und Parkklinik,
Bad Rothenfelde
WOLFSTÄDTER, HANS DIETER,
Wiss. Mitarbeiter, Universitäts-
klinikum Benjamin Franklin, Klinik
für Naturheilkunde, Freie Universität
Berlin

Sektion 03,
Hydro- und
Thermotherapie

Editor: F.-E. Brock

Das Saunabad

Einleitung. Zur Geschichte des Saunabadens. Physikalische Besonderheiten des Saunabades. Wirkungsphysiologie. Indikationen und Kontraindikationen. Empfehlungen zum Ablauf des Saunabadens. Literatur.

EBERHARD CONRADI

Einleitung

Unter Sauna versteht man ein Heißluftbad, welches durch Kaltwasserreize mehrmals unterbrochen wird. Die hohen Temperaturen in der Sauna werden nur aufgrund der geringen Luftfeuchte vom menschlichen Organismus vertragen. Man hat beim Saunabad zwischen Überwärmungs- und Abkühlungsphasen zu unterscheiden, die zu gegensätzlichen Reaktionen des Organismus entsprechend den thermoregulatorischen Erfordernissen führen. Die Sauna ist eine Ganzkörperanwendung, die den Kopf einschließt und auch in den Atemwegen wirksam wird. Sie stellt eine der intensivsten thermischen Einwirkung auf den menschlichen Organismus dar und wird in Deutschland vor allem zur Erholung und Gesundheitspflege empfohlen. Die vielfältigen Erfahrungen in den letzten 50 Jahren haben die Sauna zu einem wichtigen Faktor in unserer Freizeitkultur gemacht. Bei Auswertung einer Befragung von Saunabesuchern öffentlicher Bäder gaben 71% Entspannung und Erholung, 62% Abhärtung, 41% Fitsein und Leistungssteigerung und 28% Körperreinigung an. Wenigstens 20% der Befragten nutzten die Sauna zur Heilung, Schmerzlinderung, Badespaß und Gewichtsabnahme (FRITZSCHE und FRITZSCHE 1979).

Der tiefgreifende Wandel der Lebensbedingungen in hochzivilisierten Industrieländern geht unter anderem auch mit einer thermischen Verweichlichung einher. Man hat daher immer wieder nach Möglichkeiten zum Ausgleich und zur Abhärtung gesucht. Dadurch ist der Stellenwert der Sauna immer stärker in das Blickfeld der Öffentlichkeit gerückt. Man rechnet in Deutschland, daß bereits mehr als eine halbe Million Familien über eine Privatsauna verfügen. Die Zahl der öffentlichen Saunabäder wird auf über 6.000 geschätzt. Regelmäßig gehen über sechs Millionen Menschen in die Sauna.

Zur Geschichte des Saunabadens

Der Name Sauna stammt aus dem Finnischen und hat in der finnischen Sprache Beziehung zu dem Wort Erdgrube. Die ursprünglichen Saunen waren Erdhütten; noch heute findet man in Finnland hin und wieder sogenannte Erdsaunen. Man meint, daß die Sauna vor etwa 2.000 Jahren von finnisch-ugrischen Völkergruppen aus ihrer asiatischen Heimat mitgebracht wurde. Unabdingbar ist für die finnische Sauna die Verwendung von Holz.

In sehr vielen alten Kulturen hat es Schwitzbäder gegeben, deren Wirkungen dem finnischen Saunabad gleichzusetzen sind. Es ist überliefert, daß die Griechen über Völkerstämme in Kleinasien Kenntnis von Schwitzbädern ähnlich von Saunabädern hatten. In öffentlichen Bädern gab es ähnliche Räume für Schwitzbäder. Die Römer haben die Schwitzbäder wahrscheinlich von den Spartanern übernommen; darauf deutet der von ihnen gebrauchte Ausdruck Laconicum.

Im Mittelalter waren öffentliche Badstuben weit verbreitet; nicht nur aus hygienischen Gründen, vor allem im Zusammenhang mit dem Auftreten der Lustseuche, gab es zum Ende des Mittelalters einen weitgehenden Rückgang dieser Badstuben. Nur in Osteuropa haben sie sich erhalten. Im Unterschied zur Sauna wird bei den russischen Banjas sehr viel mehr Wasser auf den heißen Steinen des Ofens zum Verdampfen gebracht, so daß die klimatischen Bedingungen denen von Dampfbädern eher entsprechen. Auch das sogenannte türkische Bad ist mit der Sauna nicht gleichzusetzen aufgrund der hohen Luftfeuchte (Literatur bei VUORI und VAPAATALO 1988, FRITZSCHE und FRITZSCHE 1990).

Die Sauna ist im finnischen Volksempfinden tief verwurzelt. Sie gibt dem Finnen Geborgenheit, Besinnung und neue Kraft. Abgesehen von Einzelberichten, wurde die finnische Sauna in Deutschland erst bei der Olympiade 1936 bekannt. Finnische Sportler zeichneten sich in den Ausdauerdisziplinen durch hervorragende Leistungen aus, was man auf deren häufigen Saunabesuch zurückgeführt hatte. Zu einer weiten Verbreitung der Sauna in Europa und vor allem in Deutschland, ist es erst nach dem letzten Krieg gekommen. Es waren anfangs nur wenige Ärzte, die den gesundheitlichen Wert der Sauna erkannt haben. Inzwischen sind umfangreiche wissenschaftliche Arbeiten durchgeführt worden, die den prophylaktischen und auch therapeutischen Wert des Saunabadens belegen (Literatur bei VUORI und VAPAATALO 1988; sowie bei FRITZSCHE und FRITZSCHE 1980).

Lange Zeit sind seitens der Ärzte größte Bedenken gegen die Sauna erhoben worden, da man meinte, daß die intensive Erwärmung ein Herz-Kreislauf-

Folgelieferung November '95

risiko sein könnte. Es ist das Verdienst des Deutschen Sauna-Bundes, durch Förderung wissenschaftlicher Untersuchungen diese Bedenken widerlegt zu haben. Heute ist das Saunabaden auch in der medizinischen Rehabilitation eine Selbstverständlichkeit. Bei Einhaltung der Baderegeln und bestimmter Vorsichtsmaßnahmen besteht für die meisten Patienten kein besonderes Risiko.

Physikalische Besonderheiten des Saunabades

Um die besonderen thermischen Bedingungen des Saunabades zu erhalten, bedarf es bestimmter baulicher und technischer Voraussetzungen. Im Prinzip besteht eine Saunaanlage aus dem Heißluftraum sowie getrennten Räumen für Abkühlmaßnahmen, Vor- und Nachreinigung und Nachruhen. Für die finnische Sauna ist charakteristisch, daß der Heißluftraum eine Holzkabine ist, die durch einen Ofen beheizt wird, der im allgemeinen ein Steinfutter aufweist für die Saunaaufgüsse.

Das Klima in der Sauna ist charakterisiert durch hohe Raumtemperaturen verbunden mit einem vom Fußboden zur Kabinendecke sich erstreckenden Temperaturgradienten von etwa 60° im Vergleich zur normalen Umgebungstemperatur und niedriger Luftfeuchte. Sauna wird daher als »Trockenes Heißluftbad«

bezeichnet (FRITZSCHE und FRITZSCHE 1980). Die über dem Saunaofen erwärmte Luft steigt zur Decke empor und sinkt im Zuge der Abkühlung an den Wänden und der Körperoberfläche der Saunabesucher als »verbrauchte Luft« nach unten. Die Temperaturen an der Decke betragen 100° C bis maximal 110° C, während im Fußbodenbereich nur noch 40° C gemessen werden. Dies ist der Grund, daß die Ablüftung der verbrauchten Luft der Sauna über Öffnungen im Fußbodenbereich und nicht unter der Decke erfolgen sollte (Abb. 1).

Die Luftfeuchte im Saunaraum ist ein wichtiger Faktor, der für die Verträglichkeit der hohen Temperaturen maßgebend ist. Sie wird im allgemeinen als relative Luftfeuchte, das heißt, als prozentualer Sättigungswert angegeben oder als Wasserdampfgehalt in g/m³ Luft. Ein Wasserdampfgehalt von 10 g/m³ gilt als untere Grenze, die nicht unterschritten werden sollte, da sonst die eingeatmete Luft zu verstärkter Austrocknung der Schleimhäute der Atemwege führt. Natürlich gibt es auch einen Gradienten der relativen Luftfeuchte mit 2% bis 5% unter der Decke und 20% bis 60% über dem Fußboden. Werte über 30 g/m³ im Bereich der Sitzbänke sind ebenfalls nicht zu empfehlen, da bei einer Hauttemperatur von etwa 30° C der Wasserdampf auf der Haut kondensieren würde. Außerdem muß man beachten, daß

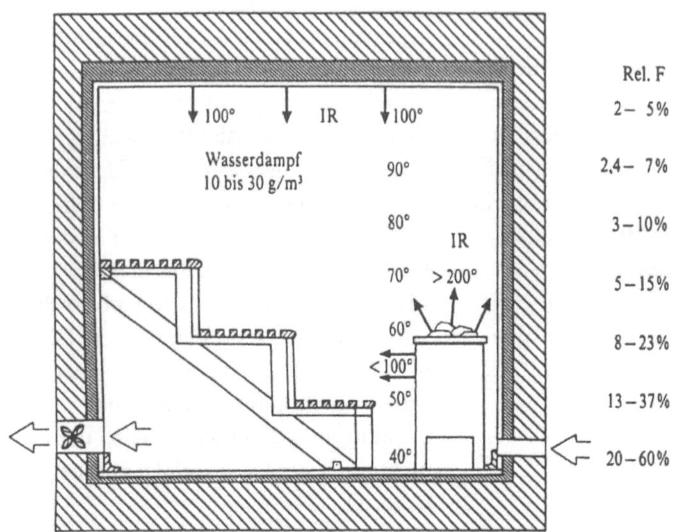

Abb. 1:

Schematische Übersicht über die Verhältnisse von Temperatur und Luftfeuchtigkeit im Saunaraum (nach Fritzsche und Fritzsche 1990).

bei hoher Luftfeuchte die Wärmeleitung von Luft, die bei niedrigem Wasserdampfgehalt nur 1/25 der von Wasser beträgt, zunimmt, was die Verträglichkeit der Sauna einschränkt.

Nicht zu vernachlässigen ist, daß die Aufwärmung des Organismus in der Sauna nicht nur durch die heiße Luft, sondern auch durch Infrarotstrahlung aus den erwärmten Holzwänden bzw. als Abstrahlungswärme vom Saunaofen erfolgt. Die Abstrahlung von den Wänden ist ein wichtiger Faktor für das Wohlbefinden in der Sauna.

Entsprechend althergebrachtem Brauch wird die Luft bei der Sauna von Zeit zu Zeit durch Aufgüsse, dem sogenannten Löly, mit Wasser angereichert. Das Wasser wird auf den Steinen im

Saunaofen schlagartig zum Verdampfen gebracht. Der heiße Dampf wallt in den Raum und schlägt sich auch auf der Haut nieder mit Freisetzung entsprechender Kondenswärme, was als angenehm schmerzhafter Hitzestoß empfunden wird. Für viele Saunagänger macht erst der Aufguß das richtige Saunaklima aus.

Zur Abkühlung sollte es, neben dem Luftbad im Freien, Möglichkeiten für Duschen, Kneippsche Anwendungen und für das Tauchbad auch die Möglichkeit zur Durchführung von warmen Fußbädern geben, worauf Fritzsche immer wieder hingewiesen hat. Vielfach führt der ausgiebige Gebrauch des Kaltwassers zu einer längeranhaltenden Vasokonstriktion und damit zu einem Stopp der Entwärmungsreaktion des Organismus. Dies möchte man bis zu einem gewissen Grade begrenzen, um die Verträglichkeit in der Sauna zu verbessern (FRITZSCHE und FRITZSCHE 1990).

....

Wirkungsphysiologie des Saunabadens

Das Saunabad ist eine Ganzkörperanwendung, die vom Organismus entsprechend vielfältig beantwortet wird. Im Vordergrund stehen die unmittelbaren Reaktionen entsprechend den thermoregulatorischen Erfordernissen; daraus ergeben sich nachhaltige Reaktionen im Bereich des Herz-Kreislauf-Systems und der Atemwege sowie bei der vegetativen Steuerung. Bei den Wirkungen des Saunabades hat man, wie meist in der Physikalischen Therapie, zu unterscheiden zwischen Immediateffekten, also der unmittelbaren Reaktion auf das Einzelbad und Summationswirkungen nach wiederholter Anwendung. Hier kann man bei langjährigem, regelmäßigem Saunabesuch von adaptiven Umstellungen des Organismus ausgehen.

Wärmehaushalt

Das Ziel der Thermoregulation ist die Aufrechterhaltung der Homöothermie. Die Einwirkung der hohen Temperaturen in der Saunakabine und der plötzliche Temperaturwechsel beim Aufsuchen des Abkühlungsraums erfordern ein schnelles Reagieren der Thermoregulation. Zu einem Anstieg der Kerntemperatur kommt es daher erst nach 6 bis 8 Minuten. Bis dahin gelingt es dem Organismus durch zunehmende Durchblutung der Kreislaufperipherie und Schweißproduktion, die vorwiegend durch Strahlung und Luftkonvektion aufgenommene Wärme wieder abzugeben und die Kerntemperatur konstant zu halten. Man kann davon ausgehen, daß nach ca. 10 Minuten Aufenthalt in der Saunakabine die Kerntemperatur um ca. $\frac{1}{2}°$ C angestiegen ist. Auch die Hauttemperatur, die normalerweise nach dem Duschen $32°$ C beträgt, erwärmt sich in der Sauna auf $40°$ C bis $42°$ C. Nur an den Akren können die Temperaturen um $3°$ C bis $4°$ C höherliegen, was vom Saunabesucher als unangenehm schmerzhaft empfunden wird.

Die Aktivität der Schweißdrüsen beginnt unmittelbar nach Betreten des Saunaraumes. Der Schweiß wird jedoch erst nach 2 bis 3 Minuten sichtbar aufgrund der hohen Verdunstung. Man kann davon ausgehen, daß bei einem Saunabad von 3 Saunagängen Schweißverluste von 500 bis 1.000 ml entstehen. Die mit dem Schweiß abgegebenen Mineralstoffe spielen im allgemeinen für den Organismus keine große Rolle und bedürfen nicht eines besonderen Ausgleichs durch Elektrolytlösung oder Säfte. Man rechnet, daß 5 g Kochsalz und 0,5 g Kalium abgegeben werden. Die

Ausscheidung nierenpflichtiger Stoffe läßt sich durch Sauna nur geringfügig erhöhen und spielt beim Nierenkranken keine wesentliche Rolle; dennoch können diese Patienten bei Einhaltung gewisser Vorsichtsmaßnahmen – vor allem reichlichem Trinken – in die Sauna.

Herz- und Kreislaufregulation
Mit der Einwirkung der hohen Lufttemperatur im Saunaraum und der Wärmeeinstrahlung von den Wänden aktiviert der Organismus die periphere Durchblutung, um die aufgenommene Wärme wieder abzugeben. Dies ist verbunden mit einem Anstieg des Herzminutenvolumens um 50% bis 80%, was vorwiegend durch Zunahme der Herzfrequenz geregelt wird. Nach etwa 10 Minuten Badezeit steigt sie um 50% an. Personen, die das Saunabaden gewohnt sind, haben einen geringeren Anstieg.

Die Kreislaufbelastung in der Sauna ist als niedrig einzuschätzen, sie wird verglichen mit einer Arbeitsleistung von etwa 50 bis 75 Watt, wobei die dabei unterschiedlichen ablaufenden physiologischen Reaktionen nicht miteinander vergleichbar sind. Maßgeblich für die Arbeit des Herzens ist die Senkung des peripheren Kreislaufwiderstandes, die 20% bis 50% beträgt, obwohl sich der systolische Blutdruck nur gering erhöht und die diastolischen Werte sogar etwas abfallen (FRITZSCHE und FRITZSCHE 1980; CONRADI 1980). Hier ist auch der

Angriffspunkt für die therapeutischen günstigen Auswirkungen des Saunabadens beim Hypertoniekranken zu sehen. Eine Gefährdung, wie vor Jahrzehnten von Ärzten befürchtet, erwächst während der Erwärmungsphase durch den Anstieg der Herzfrequenz für den Saunabesucher nicht. Es muß jedoch darauf hingewiesen werden, daß es bei kreislauflabilen Personen bei schnellem Aufstehen zu orthostatischer Reaktion kommen kann. Nach Verlassen des Saunaraumes fällt bereits in der ersten Minute die Herzfrequenz auf die Ausgangswerte zurück. Je nach Umgebungstemperatur normalisiert sich der Blutdruck. Vor allem steigen die diastolischen Werte wieder an.

Bei Benutzung des Tauchbeckens kann jedoch der systolische Blutdruck um 50 bis 60 Torr ansteigen, insbesondere bei Patienten mit essentieller Hypertonie. Spätestens nach 2 Minuten ist der Blutdruck wieder auf Ausgangswerte abgesunken (BRÖMME et al. 1977). Die eigentliche Kreislaufbelastung des Saunabades liegt also in der Benutzung des Tauchbeckens. Der Arzt ist verpflichtet, vor allem bei Patienten mit Hypertonie, daraufhinzuweisen. Die Reaktion unter der kalten Dusche und beim Kneippschen Guß sind moderat und sollten bei älteren Patienten bevorzugt empfohlen werden.

Zusammenfassend kann man sagen, daß die Kreislaufbelastung in der Wärmephase der Sauna gering ist, allenfalls orthostatische Reaktionen auftreten können, dagegen bei der Abkühlung eine geringe Druckbelastung entsteht.

Atemwege
Die Atemwege sind von der heißen Luft im Saunaraum besonders betroffen. Man muß sich vergegenwärtigen, daß durch Nase und Rachen eine Luft einströmt, die etwa 50° C bis 70° C über den normalen Temperaturen der Einatemluft liegt. Hinzu kommt der niedrige Wasserdampfdruck. Dies führt dazu, daß mit jedem Atemzug den oberen Atemwegen Wasser entzogen wird. Dennoch paßt sich die Schleimhaut der Atemwege der heißen Luft gut an. Bei Vergleich der Lungenfunktionswerte vor und nach Sauna ist ein deutlicher Zuwachs an Atemleistung feststellbar.

Nervensystem
Die Einwirkung der Sauna kann als natürlicher Stress charakterisiert werden, der zu einer mehrphasigen vegetativen Reaktion des Organismus führt. Sowohl die Einwirkung der Hitze, als auch der Abkühlung, sind als sympathikone Reaktion anzusehen, die erst in der Nachruhe in eine vagotone Einstellung des Organismus einmünden (BUTKONEN et al. 1973).

Die Einwirkung der hohen Temperaturen auf die Haut, das Ambiente der Saunaanlage und viele andere Faktoren führen dazu, daß die Sauna auf die Befindlichkeit der Betreffenden eine belebende, aber auch beruhigende Wirkung hat. Saunabesucher behaupten von sich, daß sie entspannter sind und besser schlafen. Man hat diese Ruheeinstellung durch EEG-Untersuchungen im Schlaf nachzuweisen versucht. Es ist daraus die Schlußfolgerung zu ziehen, daß die eigentliche Erholung nach der Sauna einsetzt mit nachhaltigen Auswirkungen bei regelmäßigem Saunabaden.

Langzeitige Anpassung an das Saunabaden
Regelmäßiger Saunabesuch führt zu langzeitigen Veränderungen im Organismus. In vielfältigen Untersuchungen konnte gezeigt werden, daß sich die Kreislaufreaktionen abschwächen (BRÖMME et al. 1977). So konnte nachgewiesen werden, daß Herzfrequenz- und Blutdruckanstieg als Reaktion auf die Hitzeeinwirkung in der Sauna und besonders die Abkühlung bei Personen, die gewohnt sind in die Sauna zu gehen, geringer ausfallen.

Durch neuere Untersuchungen konnte außerdem belegt werden, daß langfristig wiederholter Saunabesuch zu einer Abhärtung führt. EISERMANN (1985) konnte nämlich an Kindern einer Schulklasse zeigen, daß es nach etwa zwei bis drei Monaten zu einer Verkürzung der akralen Wiedererwärmungszeit kommt. Die Kinder, die in die Sauna gingen, hatten darüber hinaus weniger

Schulausfalltage. In einer anderen Studie in einem Kindergarten von CONRADI u. Mitarb. (1992) veränderte sich der Gehalt an IgA im Speichel. Auch hier war die Zahl der Fehltage deutlich niedriger bei den regelmäßigen Saunagängern.

Die Aussagekraft der vorgenannten Studien wird durch die nicht gesicherte Vergleichbarkeit von Behandlungs- und Kontrollgruppe beeinträchtigt. Da Saunabesuch auf Freiwilligkeit beruhte, konnte eine zufällige Zuteilung auf die zu vergleichenden Gruppen nicht durchgeführt werden. Somit waren in der Kontrollgruppe also immer Kinder, deren Eltern bzw. sie selbst nicht zu motivieren waren. Es kann also eingewandt werden, daß nicht die Saunabehandlung, sondern andere der motivierbaren Gruppe innewohnende Faktoren möglicherweise für den guten Erfolg verantwortlich waren (siehe dazu auch den Abschnitt »Forschungsperspektive« im Gutachten Abhärtung im Anschluß an Kapitel 03.07). Die Vergleichbarkeit der Gruppe bezüglich des Umfeldes ist immerhin gewährleistet, da die Studienteilnehmer aus einer Schulklasse bzw. Kindergartengruppe rekrutiert waren.

Weitere Untersuchungen auf immunologischem Gebiet im Zusammenhang mit langzeitigem Saunabaden gibt es nur von GASTL et al. (1985), BRENKE et al. (1985) sowie von BRENKE (1992). Nach einer ersten Studie von CONRADI et al. (1994) wird durch wiederholtes Saunabaden auch der Radikalstoffwechsel günstig beeinflußt.

....

Indikationen und Kontraindikationen

Sauna wird zwar immer wieder von Ärzten als Maßnahme zur Stabilisierung der Gesundheit und als Basistherapie bei bestimmten Erkrankungen genannt, eine Verordnungsmöglichkeit auf Rezept gibt es jedoch nicht. Die nachfolgend aufgeführten Indikationen können nur als Empfehlung gelten. Der Arzt hat dabei eine große Verantwortung, wie bei jeder Gesundheitsberatung. Es kommt darauf an, ob er selbst Erfahrung mit Saunabaden hat, und ob er von den besonderen Wirkungen dieser milden Hyperthermie überzeugt ist.

Man sollte zwischen prophylaktischer und therapeutischer Zielsetzung unterscheiden und dabei den Ratsuchenden die für ihn wichtigen Wirkungswege der Sauna erklären.

Prophylaktischer Einsatz

Als Prophylaxe und oft in diesem Zusammenhang zur Abhärtung gelten vorrangig:

- ■ Anfälligkeit gegenüber akuten respiratorischen Infekten. Hier kann auf die verbesserte Durchblutung der Atemwege, Regulation des Wärmehaushalts und Verbesserung der

Resistenzmechanismen im Körper verwiesen werden.

- Neigung zu sogenannter Kreislauflabilität, insbesondere Labilität der Blutdruckregulation. Als Erklärung bieten sich an das »Trainieren« der Kreislaufregulation durch Hitze- und Kaltreize, die sich sowohl bei hypotonen wie hypertonen Zuständen günstig regulierend auswirken.
- Störung des Wärmehaushalts und anderer Grundfunktionsstörungen nach VOGLER (1964) als Training vegetativer Funktionskreise.
- Mangelhaftes Entspannungsvermögen, Schlafstörungen und allgemeine Nervosität.

Therapeutischer Einsatz

Sauna als Basistherapie ist bei folgenden Erkrankungen und Störungen zu empfehlen:

- Hypertonie-Krankheit. Hierzu konnte WINTERFELD et al. (1986 und 1988) in zahlreichen Langzeitstudien nachweisen, daß der signifikante Blutdruckabfall auf einer Reduzierung des peripheren Kreislaufwiderstandes beruht. Offenbar wird durch Sauna der Entwärmungsmechanismus und damit die periphere Zirkulation dauerhaft eingeübt. Dieser Wirkungsmechanismus trifft auch beim nephrogenen Hochdruck zu (OSSAPOFSKY, D. u. A. 1987).

- Chronische Bronchitis, Asthma bronchiale. Abgesehen davon, daß es in der Saunahitze zu einer muskulären Entspannung kommt, führt die Sauna auch zu einem thermischen Training der Atemwege verbunden mit verbesserter Resistenz.
- Rheumatische Erkrankungen einschließlich Bindegewebserkrankungen, soweit nicht akute Entzündungszeichen eine aktuelle Gegenanzeige ergeben. Vor allem sind es schmerzhafte Muskelverspannungen und die Kontrakturen des Bindegewebes, die auf Wärme gut reagieren. So sollten auch Patienten mit Morbus Bechterew und Sklerodermie in die Sauna gehen.
- Als Empfehlung in Zusammenhang mit langzeitiger Rehabilitationsplanung gelten auch die folgenden Erkrankungen:
  - Zustand mit Hemiplegie;
  - Zustand nach Bypassoperation und nach Herzinfarkt (etwa drei bis sechs Monate danach, vor allem wenn die Betroffenen das Saunabaden gewohnt waren);
  - chronisches endogenes Ekzem;
  - Heuschnupfen.

Kontraindikationen

Kontraindikationen zur Sauna sind latente Herz-Kreislaufdekompensation, schwerwiegende Herzrhythmusstörungen (LUURILA 1980), Herzinfarkt in den ersten 3 Monaten nach Ereignis, Hyperthyreose und Infektionskrankheiten.

Eine Altersbegrenzung für das Saunabaden gibt es nur für Säuglinge und sehr alte und geschwächte Personen. In Deutschland wird die Empfehlung gegeben, daß Kinder erst ab 2. Lebensjahr in die Sauna gehen sollten. Man muß beachten, daß diese eine relativ große Oberfläche im Verhältnis zum Gesamtkörper haben und damit schneller und mehr Wärme aufnehmen können. Da sie jedoch die gleiche Anzahl von Schweißdrüsen wie Erwachsene haben, sind sie in der Lage, die Wärme durch Schwitzen auch wieder schneller abzugeben. In der Praxis sollte man die ersten Saunabäder mit Kindern gut überwachen und dabei keineswegs falschen Ehrgeiz entwickeln.

Bei der Beratung von Personen älter als 70 Jahre hinsichtlich der Aufnahme des Saunabadens muß man neben der Herz-Kreislaufbelastbarkeit auch die vegetative Reaktionsfähigkeit und damit auch die Beantwortung von Warm- und Kaltreizen in Betracht ziehen. Kurzzeitige Saunaanwendung, maßvolles Abkühlen sollten den Betreffenden immer wieder nahegelegt werden.

Empfehlungen zum Ablauf des Saunabades

Die Bekömmlichkeit des Saunabades hängt in hohem Maße von der Einhaltung bestimmter Baderegeln ab.

Zunächst muß gefragt werden, wie der Betreffende bisher Wärme und auch Kälte vertragen hat, um Zeit, Häufigkeit und Abkühlungsmaßnahme zu dosieren. Dort, wo mit orthostatischen Reaktionen zu rechnen ist, muß die Dosierung insgesamt moderat gehalten werden. Das Gleiche gilt für den Saunaanfänger. Nachstehende Empfehlungen sollten Inhalt des Gesprächs sein:

■ Der Aufenthalt im Saunaraum ist zwischen 8 und 15 Minuten zu empfehlen. Für Neulinge sollten kürzere Zeiten gelten.

■ Im allgemeinen wird der Saunabesuch ein- bis zweimal pro Woche empfohlen. Während eines Saunabades sind zwei, manchmal drei Saunagänge üblich.

■ Personen, die die Sauna nicht kennen, sollten zunächst auf der unteren Bank Platz nehmen.

■ Die Abkühlung sollte unter der Dusche oder mit dem Kneippschen Schlauch erfolgen. Die Benutzung des Tauchbeckens ist nur eine Empfehlung. Zum Abkühlen sollte man sich Zeit lassen, am Anfang steht immer die Einwirkung der Frischluft, weshalb eine Freifläche oder ein

Folgelieferung November '95

Frischluftraum für die Saunaanlagen gefordert wird.

- Die Verträglichkeit der Sauna ist besser, wenn man sich auf der zweit- oder drittobersten Bank hinlegt. Vor Verlassen des Saunaraumes sollte man sich 1 Minute hinsetzen.
- Auf die Benutzung der warmen Fußbäder zwischen den Saunagängen sollte immer wieder hingewiesen werden.
- Die Einhaltung einer Liegezeit nach der Sauna ist nicht obligat, aber empfehlenswert, besonders für kreislauflabile Personen.

Schließlich sollte auf allgemeine Baderegeln, wie Saunabesuch ohne Hetze und nicht nüchtern, nicht unmittelbar nach anstrengendem sportlichem Training in die Sauna gehen, Trinken erst nach der Sauna, hingewiesen werden.

Literatur

BRENKE, R., E. CONRADI, H. KRAUSE und B. PORSTMANN: *Lokale Immunabwehr und Sauna, dargestellt an der Immunglobulin-A-Konzentration im Speichel. Intern. Sauna-Archiv 2 (1985) 1-4.*

BRENKE, R.: *Neuere immunologische Befunde zur Erklärung der abhärtenden Wirkung der Sauna. Intern. Sauna-Arch. 9, H. 4 (1992) 129-135.*

BRÖMME, L., D. BURBA, E. CONRADI: *Der Einfluß unterschiedlicher Formen der Abkühlung während des Saunabadens auf ausgewählte Herzkreislaufparameter bei Gesunden und Patienten mit Hypertonie. Z. Physiother. 29 (1977) 193-199.*

BUTKONEN, P. T. S., E. ELOMA, P. V. KOTILAINEN: *Increased in Delta (3 + 4) - Sleep after Heatstress in Sauna. Scand. J. Clin. Invest. Lab. 31, 1973, Suppl. 1-10.*

CONRADI, E.: *Beitrag zum Anpassungsprozeß des menschlichen Organismus an wiederholt thermischer Belastung. Diss. B, Humb.-Univ. Berlin, 1980.*

CONRADI, E., R. BRENKE, S. PHILIPP: *Häufigkeit akuter respiratorischer Erkrankungen und sekretorisches Immunglobulin A im Speichel unter dem Einfluß regelmäßigen Saunabadens von Kindern. Z. Phys. Rehab Kur Med 2 (1992) 19-21.*

CONRADI, E., R. BRENKE, T. GRUNE, P. GRÜNBERGER und A. KÄSTNER: *Beeinflussung des Radikalen Stoffwechsels durch Saunawärme und kurzzeitige Abkühlung. Intern. Sauna-Arch. 11 H. 2 (1994) 55-59.*

EISERMANN, P.: *Langzeitstudie zum regelmäßigen Saunabaden einer Kindergruppe hinsichtlich thermischer Konditionierung. Diss., Humb.-Univ. Berlin, 1985.*

FRITZSCHE, W.: *Ergebnisse einer Befragung von Saunabesuchern. Sauna-Archiv Gr. 0.2, 7-30 (Lief. 4/1979).*

FRITZSCHE, I., W. FRITZSCHE: *Die Wissenschaftlichen Grundlagen des Saunabades, 3. Auflage der Dokumentation. Sauna-Arch. Gr. 1.0, 1-64 (Lief. 4/1980) (4. Auflage in Vorbereitung).*

FRITZSCHE, I., W. FRITZSCHE: *Saunabaden. 2. Auflage. Trias Thieme-Hippokrates-Enke, Stuttgart 1990.*

GASTL, G., A. FÖDINGER, D. EGG und M. HEROLD: *Wirkung von Hyperthermie im Saunabad auf die natürliche Immunität. Intern. Sauna-Arch. 2 (1985) 5-7.*

LUURILA, O. J.: *Arrhythmias and other cardiovascular responses during finnish sauna and exercise testing in healthy men and post-myocardial infarction patients. Academic Diss., Helsinki, 1980.*

OSSAPOFSKY, DORIS und A.: *Der Einfluß der Sauna auf Patienten mit chronischer Niereninsuffizienz. Diss., Humb.-Univ. Berlin, 1987.*

OTT, U., R.: *Die Sauna. Schwabe, Basel 1948 .*

VOGLER, P.: *Physiotherapie. Klinisches Lehrbuch für Studenten, Ärzte, Krankengymnasten und Masseure.-Budapest: Ungar. Akkad. d. Wiss., 1964.*

VUORI, I., H. VAPAATALO (Hrsg.): *Sauna (Special Issue). Ann. Clin. Res. 20, 215-294, 1988.*

WINTERFELD, H.-J., H. SIEWERT, D. STRANGFELD und J. KRUSE: *Einsatz der Saunatherapie bei der Rehabilitation von bypassoperierten Patienten mit ischämischer Herzkrankheit (IHK). Internat. Sauna-Arch. 5, H. 2 (1988) 41-50.*

WINTERFELD, H.-J., H. SIEWERT, J. BOHM, C. BITTIGAU, I. REISINGER, H. LAUBE U. R. MOEBES: *Significance of postoperative rehabilitation (Sauna and Kinesitherapy) in patients with coronary heart disease (CHD) following aorto coronary bypass surgery (ACVB). Internat. Sauna-Arch. 12, H. 2 (1995) 51-56.*

WINTERFELD, H.-J.: *Der Einfluß von Sauna- und Bewegungstherapieserien auf den Blutdruck und die Hämodynamik bei Patienten mit essentieller Hypertonie im Stadium I und II. Diss. B, Humb.-Univ. Berlin, 1986.*

Folgelieferung November '95

Sektion 04,
Bewegungstherapie

EDITOR: K.-M. BRAUMANN

Grundlagen der Bewegungstherapie Teil 2: Effekte von körperlichem Training auf den Organismus

Einleitung. Trainingseinflüsse auf die Muskulatur; Ausdauer- und Kraftraining; Hyperthrophie. Trainingseinflüsse auf den passiven Bewegungsapparat und auf innere Organe: Herz-Kreislaufsystem; Anpassung der Atmung; Energiebereitstellungssysteme. Trainingseffekte auf die Psyche. Übertraining/Überforderung. Notwendige Belastungsintensitäten. Verfügbarkeit der Bewegungstherapie. Compliance. Literatur.

KLAUS-MICHAEL BRAUMANN

Einleitung

Bei der Verordnung von regelmäßiger körperlicher Bewegung zur (Mit)-Behandlung verschiedener Krankheiten sollten sich die verordnenden Ärzte darüber im klaren sein, daß dadurch neben der Beeinflußung der Krankheit vielfältige weitere Reaktionen des Organismus ausgelöst werden.

Durch den gesteigerten Energieumsatz der Muskulatur werden zahlreiche akute Prozesse in Gang gesetzt, die der Aufrechterhaltung einer ausgeglichenen Energiebilanz dienen. Sofortreaktionen auf den vermehrten Stoffwechsel sind durch Sympathikusaktivierung vermittelte Steigerungen der Atmung, des Herzzeitvolumens und des Blutdrucks zur Aufrechterhaltung eines adäquaten Sauerstoffangebots an die arbeitende Muskulatur sowie die Stimulierung zahlreicher Stoffwechselprozesse.

Von diesen akuten Veränderungen der Körperfunktionen auf Belastungsreize, die unabhängig vom Trainingszustand als Sofortreaktion an eine veränderte Belastung einsetzen, lassen sich chronische Veränderungen an immer wiederkehrende Belastungen unterscheiden, die zu funktionellen und morphologischen Veränderungen verschiedener Organsysteme führen. Diese chronischen Anpassungen sind unter gesundheitlichen Aspekten von großer Bedeutung, sie werden deshalb durch gezielte wiederkehrende Belastungen im Sinne von *Training* angestrebt.

Anpassung ist eine Grundeigenschaft von Leben. Nach ROUX (1895) benötigen alle Organe minimale Reize zur Aufrechterhaltung ihrer Funktion. Unterschwellige Reize bewirken eine Anpassung im Sinne einer Funktionsabnahme, überschwellige Reize haben Anpassungen im Sinne einer Funktionssteigerung zur Folge. Ein überschwelliger Reiz führt zunächst zu einer Störung der Homöostase, auf die der Organismus im Sinne einer Gegenregulation reagiert. In der Folge kommt es zur Bildung neuer Strukturen, die zu einer Erweiterung der Funktionsamplitude einzelner Organe führt. Diese Anpassungsprozesse sind bei Ausbleiben notwendiger Minimalreize reversibel, sodaß sich eine durch Training erworbene Funktionsverbesserung bei fehlenden Trainingsreizen zurückbildet (z.B. SCHARSCHMIDT und PIEPER 1982).

Als Training bezeichnet man die »systematische Wiederholung gezielter überschwelliger Reize, die zu morphologischen und funktionellen Anpassungserscheinungen zum Zwecke der Leistungsverbesserung führen« (HOLLMANN HETTINGER 1976).

In den vergangenen Jahrzehnten sind die durch regelmäßiges körperliches Training zu erzielenden Anpassungen des Organismus in vielfältigster Weise untersucht worden, so daß die folgenden Ausführungen nur eine summarische Beschreibung zahlreicher Einzeleffekte umfassen können. Dabei liegt eine Schwierigkeit darin, daß Trainingseffekte letztendlich zu einem veränderten Zusammenspiel verschiedener Organfunktionen führen, die ihrerseits ebenfalls

durch chronische Belastungen in typischer Weise verändert sind.

....

Trainingseinflüsse auf die Muskulatur

Die umfangreichsten Adaptationen an regelmäßige körperliche Aktivität finden sich im Bereich der Muskulatur. Dabei sind die durch Training auslösbaren biochemischen Veränderungen im Muskelstoffwechsel und die dadurch verursachten Effekte auf das endokrine System im wesentlichen die Grundlage für die Trainingseffekte zur Beeinflussung der meisten nichtorthopädischen Krankheitsbilder.

Ein gezieltes Kräftigungstraining insuffizienter Muskeln kann oftmals in entscheidendem Maße bei der Beeinflussung verschiedener Beschwerden des Bewegungsapparates hilfreich sein.

Ausdauertraining

Bei Körperarbeit lassen sich verschiedene Formen der muskulären Energiebereitstellung voneinander unterscheiden. Belastungen von sehr geringer Intensität führen zu einer nur geringen Funktionsabweichung des Organismus von seinem Ruhezustand. Derartige Belastungen können über eine längere Zeit (mehrere Stunden) durchgehalten werden. Die benötigte Energie wird nahezu vollständig durch aerobe Stoffwechselprozesse gedeckt, wobei Fette als Hauptenergiequelle dienen.

Bei Belastungen mit etwas höherer Intensität werden die Kohlenhydrate als wesentliche Energielieferanten genutzt. Auch hier erfolgt die Energiebereitstellung noch überwiegend aerob. In einem solchen Zustand, bei dem der Energiebedarf durch die aeroben Prozesse abgedeckt werden kann, befindet sich der Organismus im Zustand des »Steadystate«. Bei weiterer Steigerung der Belastung kommt es ab einer bestimmten Intensität zu einem allmählichen Anstieg der Milchsäurekonzentration im Blut und dadurch verursacht später zum Belastungsabbruch.

Unter dem Aspekt des gesundheitlichen Nutzens für die verschiedenen Organsysteme ist Ausdauertraining *die* Trainingsform schlechthin. Dafür geeignet sind alle Sportarten mit einem zyklischen Bewegungsablauf. Durch Ausdauertraining werden in erster Linie die Leistungsfähigkeit der Muskulatur sowie des Herz-Kreislaufsystems trainiert.

Regelmäßig betriebenes Ausdauertraining führt zu typischen biochemischen Veränderungen der Muskulatur. Die Resynthese der während jeder Form der Muskeltätigkeit verbrauchten intrazellulären energiereichen Phosphatverbindungen (Kreatinphosphat und ATP) erfolgt auf zwei Wegen: Kurzfristig über die Spaltung von Glukose (anaerober Stoffwechsel), längerfristig durch eine vollständige Oxidation der Glucose und freien Fettsäuren. Dabei ist die Verbindung der im Zitratzyklus freigesetzten Wasserstoffionen mit Sauerstoff in den Enzymen der Atmungskette die energieliefernde Reaktion.

Bei einer hohen Energieflußrate innerhalb der Muskelzelle kommt es früher oder später zu einer Situation, in der die Kapazität der Atmungskettenenzyme zur aeroben ATP-Synthese nicht mehr ausreicht, sodaß eine Überhäufung der Zelle mit Wasserstoffionen resultiert. Diese werden auf Pyruvat »geparkt«, welches dadurch zur Milchsäure (Laktat) wird. Belastungen, die mit einer Steigerung der Milchsäurekonzentration einhergehen, werden als »anaerob« bezeichnet. Die mit dem Anstieg der Milchsäurebildung einhergehende Übersäuerung des Muskels ist ein wesentlicher Stimulus für die Sympathikusaktivierung durch periphere Chemorezeptoren mit den daraus resultierenden Effekten auf den Gesamtorganismus wie Steigerung von Blutdruck, Herzfrequenz, myokardialer Kontraktilität und damit einhergend dem myokardialen Sauerstoffverbrauch.

Regelmäßiges betriebenes Ausdauertraining führt zu einer Verbesserung der aeroben Stoffwechselleistungsfähigkeit durch Zunahme der Aktivität der in den Mitochondrien lokalisierten Enzyme des aeroben Stoffwechsels. Diese Anpassung äußert sich in einer Zunahme der Anzahl und Größe der Mitochondrien. Dadurch kommt es erst auf höheren Belastungen zum Milchsäureanstieg und damit einhergehend zum leistungslimitierenden pH-Abfall im Muskel, was insgesamt zu einer Steigerung der allgemeinen Leistungsfähigkeit führt.

Längere Belastungen mit geringer Intensität führen darüberhinaus auch zu Anpassungserscheinungen auf den Fettstoffwechsel: Es kommt zu einer Zunahme der Aktivität verschiedener Lipasen und damit einer verbesserten Utilisation der freien Fettsäuren in den energieliefernden Prozessen innerhalb der Zelle.

Ausdauertrainierte können so auf Grund ihres trainierten Fettstoffwechsels bei gleichen relativen Belastungen mehr Fette zur Energiebereitstellung als Untrainierte nutzen. Dadurch fällt die Blutzuckerkonzentration weniger stark ab, sodaß verschiedene hormonelle Reaktio-

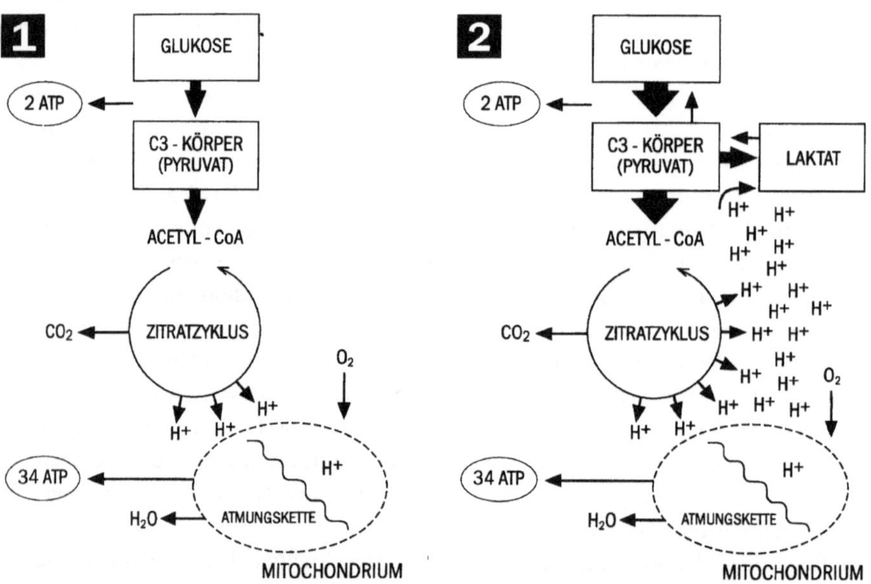

Abb. 1: *1: Zustand unter Ruhebedingungen bzw. bei Körperarbeit mit geringer Intensität: Glukose wird in zwei C3-Körper gespalten, die nach oxidativer Decarboxylierung als AcetylCoA in den Zitratzyklus eingeschleust werden. Dort werden H^+-Ionen freigesetzt, die über Träger (NAD^+ bzw. FAD^+) in die Mitochondrien transportiert und dort mit den Atmungskettenenzymen mit O_2 verbrannt werden.*
2: Situation bei schwerer Körperarbeit: Der Bedarf von viel ATP führt zu einer Spaltung von vielen Glukosemolekülen (dicker Pfeil). Es entsteht dann viel Pyruvat etc., der Zitratzyklus setzt viele H^+-Ionen frei, die Kapazität der Mitochondrien wird überschritten und es kommt zum Aufstau von H^+-Ionen innerhalb der Zelle. Diese H^+-Ionen werden nun vorübergehend auf das Pyruvat »geparkt«, welches dadurch zum Laktat wird (vereinfachte Darstellung).

nen zur Aufrechterhaltung des nötigen Energiebereitstellung in abgeschwächter Form ablaufen (siehe unten). Insgesamt führen die durch ein Ausdauertraining erzielbaren Anpassungsprozesse dazu, daß ein Muskel eine höhere Belastungsintensität auf aeroben Wege realisieren kann.

Insgeamt verfügt ein trainierter Organismus über die Fähigkeit, während Belastung möglichst lange Homöostase- oder Staedy-state-Bedingungen aufrecht erhalten zu können (HELLEMANNS 1978).

Die Verbesserung des aeroben Stoffwechsels auf biochemischer Ebene wird unterstützt durch die Zunahme der muskulären Kapillarisierung (BRODAL et al. 1977), wodurch eine größere Austauschfläche zwischen Blutgefäßsystemen und Muskelzellen erreicht wird. Bereits nach zweimonatigem Ausdauertraining kann die Anzahl der muskulären Kapillaren um 50 Prozent ansteigen. Verglichen mit untrainierten Normalpersonen haben Ausdauertrainierte eine zwei- bis dreifach höhere Kapillardichte bezogen auf eine Muskelfaser. Nicht ganz eindeutig scheint dabei die Frage geklärt zu sein, ob es sich bei diesen im Querschnitt gefundenen Veränderungen der Kapillar/ Faser-Relation tatsächlich um eine echte Neubildung von Kapillaren oder »nur« um eine vermehrte Schlängelung bereits vorhandener handelt, die dann mehrfach in einem Schnitt getroffen werden (z.B. APPELL und HAMMERSEN 1977). In jedem

Fall kommt es zu einer der Zunahme Austauschfläche und damit der maximalen möglichen Sauerstoffdiffusion, wodurch die aerobe Belastungsfähigkeit vergrößert wird.

Ein weiterer ganz wesentlicher Trainingseffekt auch des Ausdauertrainings liegt in einer Verbesserung der koordinativen Leistungsfähigkeit. Dieser Effekt macht sich in einem geringeren Energieverbrauch bei gleichen Belastungsstufen bemerkbar, weil zahlreiche energieverbrauchende »Luxusbewegungen« durch eine verbesserte Koordination und dadurch bessere Bewegungsökonomie entfallen.

Krafttraining

Regelmäßig durchgeführte Übungen, die einen bestimmten minimalen Krafteinsatz der Muskulatur erfordern, führen zu typischen Veränderungen, die sich summarisch in einer besseren Kraftentwicklung des Muskels niederschlagen. Dabei lassen sich zwei unterschiedliche Mechanismen der Anpassung voneinander abgrenzen:

Intramuskuläre Koordination

In der ersten Phasen der Anpassung kommt es zunächst zu einer Verbesserung der intramuskulären Koordination. Die Kraftentwicklung eines Muskels hängt u.a. von der Rekrutierung einer möglichst großen Anzahl motorischer Einheiten ab. Eine motorische Einheit setzt sich zusammen aus einer motorischen Vorderhornzelle und allen von ihr innervierten Muskelfasern. Ihre Größe kann stark variieren: In Muskeln im Bereich des Kopfes werden nur wenige Fasern von einem motorischen Nerven versorgt, in den Muskeln des Rumpfes und der unteren Extremitäten 1.000 und mehr Fasern (BURKE 1981, HENNEMANN und MENDELL 1981).

Auch die Innervationsfrequenz eines arbeitenden Muskels trägt zu seiner Kraftentwicklung bei. Auch hier können sich im Laufe eines Trainingsprozesses deutliche Veränderungen einstellen. Je höher also die Zahl der aktivierten motorischen Einheiten und je höher die Innervationsfrequenz ist, desto höher ist die muskuläre Kraftentwicklung (z.B. ALWAY et al. 1990)

Erste Trainingseffekte führen zur Möglichkeit der Aktivierung einer möglichst großen Zahl motorischer Einheiten sowie einer höheren Innervationsfrequenz, sind also zunächst ausschließlich Effekte einer besseren Koordination.

Intermuskuläre Koordination

Auch das verbesserte Zusammenspiel von Agonisten und Synergisten als Resultat einer verbesserten intermuskulären Koordination führt zu einer besseren Kraftentwicklung.

Es scheint, als seien diese neural vermittelten koordinativen Verbesserungen Hauptursache für die Kraftzunahme bei

älteren Menschen, bei denen auf Grund des Fehlens von Testosteron eine Anpassung im Sinne einer Muskelhypertrophie nicht mehr für möglich gehalten wird (MORITANI 1981).

Hypertrophie

Erst im späteren Verlauf eines regelmäßig durchgeführten Krafttrainings kommt es dann zu Veränderungen der Muskelfaser selbst, die sich in Form einer Zunahme der kontraktilen Proteine und damit einer Größenzunahme der Muskelfasern bemerkbar machen und die schließlich zu einer Querschnittsvergrößerung des gesamten Muskels führen. Bei dieser als Hypertrophie bezeichneten Anpassung bleibt die Anzahl der Muskelfasern eines Muskels unverändert, es kommt lediglich zu einer Dickenzunahme der einzelnen Fasern. In wieweit eine echte Hyperplasie (Zunahme der Zahl von Muskelfasern) durch ein Krafttraining möglich ist, ist noch nicht abschließend geklärt.

Trainingseinflüsse auf den passiven Bewegungsapparat

Auch das Skelett mit seinen Bestandteilen Knochen, Gelenken und Bändern ist prinzipiell in der Lage, sich veränderten Belastungsbedingungen anzupassen. Im Gegensatz zur Muskulatur, wo derartige Adaptationen relativ schnell ablaufen, benötigen Anpassungen des bradytrophen Gewebes allerdings deutlich längere Zeit. Deshalb sind Überlastungssymptome dieses Organsystems durch zu hohe Belastungen (Sehnen- und Bandprobleme bis hin zur Ermüdungs- oder Überlastungsfraktur) nicht selten.

Am Knochen kommt es bei erhöhter Beanspruchung durch eine gesteigerte Osteoblastentätigkeit zu einer vermehrten Bildung organischer Grundsubstanz mit erhöhtem Einbau von anorganischen Salzen (BOOTH und GOULD 1975). Das zeigt sich an einer Zunahme der Corticalisdicke an Röhrenknochen sowie einer Verstärkung der Spongiosastrukturen. An der Wirbelsäule kann eine Dickenzunahme der Wirbelkörper als Folge langandauernder Krafttrainingsbelastungen beobachtet worden.

An den Gelenken betreffen die Anpassungen in erster Linie den hyalinen Gelenkknorpel. Bereits 1948 wurde von HOLMDAHL und INGELMANN eine Dickenzunahme des Knorpels während Körperarbeit nachgewiesen, die auf die vermehrte Flüssigkeitsfüllung der Knorpelgrundsubstanz zurückgeführt wurde, hervorgerufen durch den Wechsel von Kompression und Entlastung während jeder Form von Bewegung. Dadurch kommt es nicht nur zu einem besseren Nährstoffangebot für die Chondrozyten, deren Versorgung lediglich durch Diffusion erfolgt. Durch die Quellung soll der Knorpel auch resistenter gegen erhöhte Druck- und Scherkräfte und somit weniger verletzungsanfällig werden (WEINECK

1994, S. 140). Dieser kurzfristige Mechanismus scheint gerade in der Vorbereitung auf eine körperliche Belastung von großer Bedeutung zu sein (Aufwärmen).

Regelmäßige Belastungen wie z.B. während eines gezielt durchgeführten Trainings sollen zu einer Hypertrophie des Knorpels führen können. Dabei findet sich eine Vergrößerung der Chondrone und Knorpelzellen sowie eine erhöhte Stoffwechselaktivität der Zellen. Ob dadurch allerdings ein bereits degenerativ vorgeschädigter Knorpel wieder aufgebaut werden kann, dürfte fraglich sein; sicherlich ist Bewegung ein wichtiger Faktor, weiteren Abnutzungserscheinungen vorzubeugen.

Grundsätzlich gilt auch für den passiven Bewegungsapparat, daß Belastung zu einer Kräftigung, Unterforderung dagegen zu einer Schwächung von Knochen, Knorpel, Sehnen-und Bandstrukturen führt. Diese Zusammenhänge stellen die Grundlage für die Bewegungstherapie bei Osteoporose dar.

....

Trainingseinflüsse auf innere Organe

Anpassungseffekte auf das Herz-Kreislaufsystem

Relativ kurzfristig nach Beginn eines regelmäßigen Ausdauertrainings läßt sich eine Verringerung der Herzfrequenz in

Ruhe sowie auf gleichen submaximalen Belastungsstufen feststellen. Dieser Effekt ist in erster Linie verursacht durch die mit dem Training einhergehende Zunahme des Blutvolumens, wodurch eine größere ventrikuläre Füllung mit einem vergrößerten Schlagvolumen resultiert. Daneben wird dieser Effekt eines Ausdauertrainings aber auch durch die mit dem Training einhergehende verbesserte Bewegungskoordination verursacht, wodurch eine Ökonomisierung von Bewegungen und damit ein geringerer Energieverbrauch für gleiche Belastungen resultiert. Schließlich spielen aber auch die Anpassungen des peripheren Muskelstoffwechsels mit späterem Einsetzen anaerober Stoffwechselprozesse und damit geringerem Sympathikusantrieb eine wesentliche Rolle bei diesem Mechanismus.

Schon vor 100 Jahren wurde die durch Training auszulösende Vergrößerung des Herzens beschrieben (HENSCHEN 1899), die während vieler Jahre als eine gefährliche Anpassung des Organismus betrachtet wurde. Erst in jüngerer Zeit setzte sich allmählich die Erkenntnis durch, daß die als »Sportherz« bezeichnete Herzvergrößerung eine vollständig reversible ungefährliche physiologische Anpassung darstellt (EHSANI et al. 1978).

Das Schlagvolumen eines hochausdauertrainierten Athleten kann bis zu 200 ml betragen, woraus sich maximale Herzminutenvolumina von fast 40 l/min errechnen (im Vergleich zu ca. 20 l/min bei einem Untrainierten).

Verglichen mit der überwiegend durch Muskelmassenzunahme verursachten pathologischen Herzvergrößerung wie z.B. bei lange bestehendem Bluthochdruck handelt es sich beim Sportherzen um eine Volumenhypertrophie mit überwiegender Vergrößerung der Herzhöhlen und nur geringer Dickenzunahme von Herzwand und -septum. Das Herzgewicht überschreitet dabei nicht die »kritische Grenze« von 500 g.

Auch die Kontraktilität des Myokards nach Training ist auf submaximalen Belastungsstufen als Ausdruck der niedrigeren Katecholaminkonzentration auf gleichen Belastungsstufen deutlich niedriger als beim Untrainierten. Das bedeutet, daß das Herz deutlich geringere unökonomische Beschleunigungsarbeit verrichten muß, wodurch der myokardiale Sauerstoffverbrauch geringer wird.

Anpassungen der Atmung

Regelmäßige körperliche Belastung führt auch zu Veränderungen der Atmungsorgane und der Atmung. So ist seit langem bekannt, daß durch Training die Vitalkapazität gesteigert werden kann, wenngleich dieser Anpassungeffekt in Hinblick auf seinen Stellenwert für eine echte Leistungssteigerung oftmals überschätzt wird. Sicherlich kann durch eine vergrößerte Vitalkapazität auch ein höheres Atemminutenvolumen realisiert werden.

Ein wesentlicher Trainingseffekt liegt in einer Veränderung der Steigerung des Atemminutenvolumens bei Belastung. Normalerweise wird bei Körperarbeit eine Zunahme der alveolären Ventilation durch eine beschleunigte Atemfrequenz bei zunächst weitgehend unveränderten Atemzugvolumina gefunden. Trainierte reagieren dagegen typischerweise zunächst mit einer Vertiefung des einzelnen Atemzuges und erst in zweiter Linie mit einer Steigerung der Atemfrequenz. Der positive Effekt einer derartigen Anpassung ist offensichtlich, kommt es doch bei Steigerung des Minutenvolumens überwiegend durch Vertiefung der Atmung zu einer geringeren Totraum-Ventilation und somit letztlich zu einer Ökonomisierung der Atmung.

Effekte auf Energiebereitstellungssysteme

Die Verbesserung des Muskelstoffwechsels hat zahlreiche Veränderungen weiterer Körperfunktionen zur Folge, die während Belastung der Aufrechterhaltung einer adäquaten Energieversorgung der arbeitenden Muskulatur dienen. Diese werden durch nervale und hormonelle Mechanismen vermittelt; wegen der schwierigen Abgrenzung (so werden sympathoadrenerge Reaktionen sowohl durch Nerven direkt als auch auf humoralem Weg durch Katecholamine übertragen), soll im folgenden von neurohumoralen Mechanismen die Rede sein.

Aufgabe dieser Mechanismen ist die Bereitstellung von Nährstoffen aus den intra- und extramuskulär gelegenen Glykogen- und Fettspeichern. Mit Arbeitsbeginn kommt es zu einem Abfall des Blutglukosespiegels und gleichzeitigem Abfall der Insulinkonzentration. Dagegen steigen die Konzentrationen von Katecholaminen, aber auch Glukagon, STH und Cortisol, wodurch eine durch vermehrte muskuläre Glukoseaufnahme verursachte Hypoglykämie verhindert wird. Die Veränderungen dieser Regelprozesse durch Ausdauertraining sind die Grundlage der therapeutischen Effekte bei zahlreichen Stoffwechselkrankheiten.

So konnten LINDGARDE et al. 1983 zeigen, daß das Niveau der körperlichen Fitness positiv mit der Glukosetoleranz korreliert ist. Ausdauertrainierte haben gegenüber Untrainierten nicht nur eine niedrigere Insulinkonzentration unter Ruhebedingungen, sondern auch nach oraler Glukosebelastung, was auf eine erhöhte Empfindlichkeit der peripheren Insulinrezeptoren deutet. Diese Anpassung tritt bereits nach relativ kurzer Trainingszeit ein, ist allerdings aber auch nach Beendigung regelmäßiger Bewegung innerhalb von nur wenigen Tagen kurzfristig reversibel (zit. nach TERBLANCHE 1989).

Folgelieferung November '95

Trainingseffekte auf die Psyche

Wichtiges Argument für die Propagierung regelmäßiger Bewegung als Mittel der Prävention und Therapie sind die neben den meßbaren somatischen Effekten erzielbaren Einflüsse auf die Psyche. Bei den zahlreichen Untersuchungen über die akuten und chronischen Effekte von körperlicher Aktivität auf die Psyche zeigt sich übereinstimmend eine deutliche positive Beeinflussung verschiedener Befindlichkeitsparameter durch Bewegung (MORGAN und GOLDSTON 1987).

Für diese Wirkung müssen verschiedene Mechanismen diskutiert werden:

Für akute psychische Effekte wie Angstlösung und mentale Entspannung wird eine als »somatischer Tranquilizer-Effekt« bezeichnete Abnahme der elektrischen Muskelaktivität nach körperlicher Belastung angesehen, die als Maß für eine innere Anspannung betrachtet wird (DE VRIES 1981).

Durch körperliche Bewegung wird ein verbessertes Schlafverhaltens induziert, wodurch verschiedene psychische Funktionsstörungen positiv beeinflußt zu werden scheinen. So wurden von WALKER et al. (1978) eine geringere Häufigkeit von REM Schlafphasen (rapid eye movement) bei Ausdauertrainierten im Vergleich zu Untrainierten beobachtet, wie sie auch unter antidepressiver Therapie gefunden wird (RANSFORD et al. 1982).

Schließlich scheint für diese Effekte auch die bei körperlicher Belastung einsetzende Sekretion von Endorphinen verantwortlich zu sein, wodurch es nicht nur zu einer erheblichen Steigerung des Wohlbefindens (GALBO 1986) kommt; die Endorphinausschüttung wird auch für die positiven Wirkungen von Bewegung auf das Immunsystem in Verbindung gebracht (z.B. SCHEDLOWSKI; Kapitel 04.06).

Neben den sicherlich vorhandenen positiven Effekten auf die Psyche wird die Ausschüttung dieser Neurohormone u.a. für eine oftmals zu beobachtende Bewegungs»sucht« verantwortlich gemacht. Manche Ausdauersportler verspüren im wahrsten Sinne des Wortes Entzugserscheinungen, wenn sie nicht regelmäßige Belastungen absolvieren können.

Daneben spielen die Endorphine auch bei der Entstehung eines häufig zu beobachtenden klinischen Bildes eine wichtige Rolle, dem Übertraining.

....

Trainingsausmaß
Übertraining/Überforderung

Unter den Teilnehmern an den großen Stadt-Marathonläufen, bei denen viele tausend Läuferinnen und Läufer an den Start gehen, befinden sich viele, die irgendwann einmal aus gesundheitlichen Gründen mit dem Laufen begonnen haben. Im weiteren Verlauf haben sie sehr viel Freude an dieser Betätigung entwikkelt und ihr Trainingspensum immer mehr ausgedehnt, bis sie schließlich in der Lage sind, eine Strecke wie den Marathon zu bewältigen.

Häufig entwickeln diese Läufer während ihres Trainings eine hohe Leistungserwartung und setzen sich auf diesem Weg unter erheblichen Druck. Der daraus resultierende Stress verhält sich zu den gewünschten Effekten einer Bewegungstherapie kontraproduktiv.

Aus diesem Grund sollte der Bewegung verordnende Mediziner über die Folgen von zu viel Bewegung informiert sein:

Nach jeder Belastung, die zu einer mehr oder weniger starken Erschöpfung einzelner Organsysteme führt, benötigt der Organismus eine gewisse Zeit zur Wiederherstellung seiner Leistungsfähigkeit. Dabei kommt es nicht nur zu einer Wiedererlangung der Ausgangsleistungsfähigkeit, sondern zu einer als »Superkompensation« bezeichneten Steigerung über das Ausgangsniveau hinaus.

Dabei liegt die »Kunst« des Trainings darin, durch das gezielte Wechselspiel zwischen Belastung und Regeneration den Effekt der »Superkompensation« zu erzielen. Darunter versteht man einen Zustand, in dem der Organismus nicht nur sein Ausgangsniveau wieder erreicht hat, sondern sogar eine weitere Steigerung der Funktionsbreite eingetre-

ten ist. Am deutlichsten kann Superkompensation im Bereich der muskulären Glykogenkonzentration dokumentiert werden, wo die Ausgangskonzentration durch entsprechendes Training fast verdoppelt werden kann (z.B. SALTIN und KARLSSON 1972).

Häufiges Training im Zustand ungenügender Regeneration kann zu einem Zustandsbild führen, welches u.a. durch eine unerklärliche Müdigkeit und körperliche Abgschlagenheit charakterisiert ist. Auf Grund dieser Symptome wird dieses Bild als *paraysmpathikotones Übertraining* bezeichnet. Dabei findet man eine im Vergleich zum Normalzustand reduzierte Katecholaminkonzentration bei maximaler Belastung (BRAUMANN und BRECHTEL 1994).

Diese Form des Übertrainings entsteht nicht durch hohe Trainingebelastungen allein, sondern immer dann, wenn über einen längeren Zeitraum die Trainingsbelastung höher ist als die aktuelle körperliche Belastbarkeit. Daher dürfte es bei einem großen Teil regelmäßig trainierender Freizeitsportler anzutreffen sein. Seine Entstehung kann begünstigt werden durch hohe Stressbelastungen im Alltag, die – genauso wie zu intensives Training – eine hohe Belastung für das sympathoadrenerge System darstellen und somit offensichtlich auch zu einer Erschöpfung dieses Systems beitragen können.

Notwendige Belastungsintensitäten

Bei der Empfehlung geeigneter bewegungstherapeutischer Programme sollte berücksichtigt werden, daß bereits geringe Belastungsintensitäten zu Veränderungen und Trainingsanpassungen führen können. Die vielfältigen Befunde, aus denen die positiven Effekte von körperlicher Aktivität abgeleitet werden können, sind nicht immer Resultat gezielt durchgeführten Trainings.

Die deutlichsten Effekte eines Ausdauertrainings lassen sich allerdings dann erreichen, wenn sich die gewählten Intensitäten an der sogenannten »aerob-anaeroben Schwelle« orientieren können. Nach den Erfahrungen der leichtathletischen Trainingslehre sollten dabei in bestimmtem Wechsel Belastungen ober- und unterhalb dieser »Schwelle« gewählt werden.

Definitionsgemäß kennzeichnet die »Schwelle« die Intensität des »maximalen Laktat-Steady state«. Das ist höchste Intensität, bei der während einer Dauerbelastung von ca. 40 Minuten die Milchsäurekonzentration im Blut gerade noch konstant ist, also noch ein Gleichgewicht zwischen der Milchsäurebildung und -elimination besteht. Eine weitere Steigerung der Belastung würde zu einer kontinuierlichen Steigerung der Milchsäurekonzentration im Blut führen.

Die Kenntnis des Intensitätsbereiches der »Schwelle« ist für die Vorgabe von optimalen Belastungsintensiäten und damit einer effektiven Gestaltung eines Trainings von Bedeutung.

Für seine Ermittlung stehen verschiedene Methoden zur Verfügung. Allen gemeinsam ist die Bestimmung der Milchsäurekonzentration im Blut während einer ergometrischen Untersuchung mit stufenförmig ansteigender Belastung. Aus der grafischen Beziehung zwischen der Milchsäurekonzentration und der Leistung lassen sich sog. »Laktat-Leistungskurven« darstellen, die wichtige Aussagen über die aerobe Leistungsfähigkeit eines untersuchten Sportlers erlauben.

Die Bestimmung der »aerob-anaeroben Schwelle« hat in den vergangenen Jahren teilweise erhebliche Verwirrungen innerhalb der Sport- und Leistungsphysiologie ausgelöst, da die exakte Ermittlung dieser Belastungsintensität äußerst problematisch ist. Neben verschiedenen Methoden zu ihrer Bestimmung durch Messungen der Blutlaktatkonzentration finden auch Verfahren Anwendung, bei denen respiratorische Meßgrößen zur Ermittlung der »Schwelle« herangezogen werden.

Inzwischen muß festgestellt werden, daß eine punktgenaue Bestimmung der »Schwellen« mit keiner Methode möglich ist, gleichwohl aber auch ihre ungefähre Ermittlung durch bewährte »semi-wissenschaftliche« sportmedizinische Verfahren sehr hilfreiche Informationen bei der Belastungssteuerung von Freizeit-

und Gesundheitssportlern in Prävention und Rehabilitation liefern kann.

Zum Erreichen präventiver Effekte ist es nicht nötig, im modischen Outfit durch Parks und Grünanlagen zu joggen. Auch ein zügiger Spaziergang, sogar zahlreiche Formen körperlicher Alltagsbelastungen können zu den gewünschten Anpassungen des Körpers führen. Dazu gehören Aktivitäten im Beruf sowie in der Freizeit. Bereits durch moderates Gehen, Radfahren und auch Gartenarbeit konnten MAGNUS et al. eine Verringerung des koronaren Risikos nachweisen. In der Studie von Paffenbarger, in der fast 18.000 ehemalige Harvard-Studenten nach ihrem Aktivitätslevel in der Freizeit befragt wurden, fanden sich die präventive Effekte bei einem zusätzlichen täglichen Energieumsatz durch körperliche Belastung von ca. 300 Cal. Dabei spielte es keine Rolle, ob es sich um gezieltes »Training« oder »nur« um bewußte körperliche Bewegung (Teppensteigen statt Fahrstuhlfahren etc.) handelte.

Wichtig ist allerdings, daß die Belastungen Ausdauerbelastungen sein sollten unter Einbeziehung einer großen Muskelmasse (mindestens ein Sechstel der Gesamtmuskelmasse).

Wer »richtig« Sport treiben und z.B. joggen möchte, sollte zunächst zwischen zügigem Gehtempo und einigen Metern im Laufen wechseln. Die Laufabschnitte können in der Folgezeit dann immer länger werden, bis ein paar Kilometer

ohne Unterbrechung durchgelaufen werden können.

Üblicherweise sollte vor dem Rat zur Bewegungstherapie eine gründliche Untersuchung einschließlich einer Belastungsuntersuchung durchgeführt werden, um das Risiko bereits manifester vorliegender Begleitkrankheiten zu reduzieren. (Für Patienten mit kardiovaskulären Krankheitsbildern wie Hypertonus oder Koronarveränderungen ist eine solche Untersuchung obligat).

Wo kann Bewegungstherapie betrieben werden?

Nach Indikationsstellung zur Bewegungstherapie als Ko-Therapeutikum bei entsprechenden Erkrankungen stellt sich natürlich die Frage nach ihrer Umsetzung. Nur selten verfügt der Arzt, der von den positiven Effekten regelmäßiger Bewegung zwar prinzipiell überzeugt ist und sie zur Anwendung bringen will, über die Kenntnisse für die konkrete Umsetzung. Das kann nicht verwundern, da die Kenntnisse über die Beeinflußbarkeit zahlreicher Krankheitsbilder durch Bewegung im Studium der Medizin in Deutschland nicht gelehrt werden. Kenntnisse über die physiologischen Reaktionen des Organismus an körperliche Belastung werden allenfalls im Rahmen des physiologischen Praktikums vermittelt.

In einem solchen Fall empfiehlt sich die Kontaktaufnahme mit einem größeren Sportverein: In Deutschland werden hier zwischenzeitlich fast flächendeckend Gesundheitssportprogramme für verschiedene Zielgruppen angeboten.

Aber auch zahlreiche Fitness-Einrichtungen sowie Reha-Zentren beginnen, sich in diesem Feld zu betätigen und bieten zunehmend auch seriöse Bewegungsprogramme an. In Zukunft darf der verordnende Arzt davon ausgehen können, daß seine Patienten bei richtiger Indikationsstellung ein adäquates Therapieprogramm angeboten bekommen. Hier sollte eine Aufgabenverteilung dahingehend angestrebt werden, daß der behandelnde Arzt die Indikation zum Bewegungstraining stellt und dabei auch die Art des Trainings kennt. Der Sport- oder Bewegungstherapeut dann die konkrete Umsetzung dieser Verordnung realisiert.

Hier liegt eine gewisses Problem, aber auch eine wichtige Aufgabe darin, in beiderseitigem Einvernehmen die Kompetenzverteilung zwischen Sportwissenschaft und Sportmedizin zu regeln. Wenn Bewegung ausschließlich als ein Instrument zum Erhalt bzw. Wiedergewinn von Gesundheit betrachtet wird – wie es gelegentlich seiten der Medizin getan wird – kann sich das Training sehr schnell zu einem psychisch belastenden notwendigen Übel entwickeln, welches ohne Freude absolviert wird. Dabei können u.U. wesentliche psychologische Aspekte der Bewegungstherapie verloren gehen, sodaß die Verordnung eines Bewegungsprogrammes unter Umständen auch negative Auswirkungen auf die Psyche haben kann. Andererseits sollte Bewegung als Therapeutikum nur nach vorangegangener Indikationsstellung durch die Medizin erfolgen.

Compliance

Für den Therapiewilligen stellt sich früher oder später das Problem der Compliance. Nicht jeder ist willensstark genug, täglich seinen »inneren Schweinehund« überwinden zu können, der ihn von seinen guten Vorsätzen abzuhalten droht. Natürlich ist die Einnahme z.B. eines Blutdrucksenkers sehr viel leichter, als sich an einem stürmischen regnerischen Herbsttag zu einem 30minütigen Spaziergang oder einem Dauerlauf aufzuraffen, sodaß die Drop-out-Rate derer, die ihre Bewegungstherapie abbrechen, recht hoch sein dürfte.

Dieses Problem ist sicher nicht von heute auf morgen zu lösen, sondern dokumentiert ein allgemeines Problem zum Stellenwert von Bewegung.

Erst wenn in unserer Gesellschaft die Notwendigkeit regelmäßiger körperlicher Aktivität als elementarer Teil des menschlichen Lebens erkannt wird und Bewegung eine feste Größe z.B. in der Gesundheitserziehung bereits in Kindergarten und Schule wird – vergleichbar mit der Erziehung zum täglichen Zähneputzen – kann damit gerechnet werden, daß die Umsetzung dieser Notwendigkeit in ausreichendem Umfang gelingt.

....

Literatur

Monografien und Lehrbücher

HOLLMANN HETTINGER: *Sportmedizin Arbeits und Trainingsgrundlagen Schattauer 1976, Neuauflage 1992*

WEINECK, J.: *Sportbiologie, Perimed Spitta, Erlangen 1994*

Weiterführende Literatur

ALWAY S. E., J. STRAY-GUNDERSEN, W. H. GRUMBT, WJ GONYEA: *Muscle cross sectional area and torque in resistance trained subjects Eur J Appl Physiol. 60, 86-90 (1990)*

ANDERSEN P., J. HENRIKSSON: *Capillary supply of the quadriceps femoris muscle of man: adaptive response to exercise J Physiol 270, 677-90 (1977)*

APPEL H. J., F. HAMMERSEN: *Die Kapillarisierung der Skelettmuskulatur. Ein methodischer Beitrag zur Problematik der Kapillardarstellung, Kölner Beitr. Sport Wiss. 6, 97-113 (1977)*

BOOTH F. W., E.W. GOULD: *Effects of training and disuse on connective tissue Exerc. Sports Sci. Rev. 3 Academic press, New York 1975*

BRAUMANN K. M., N. MAASEN, M. W. BUSSE: *Die Problematik der Interpretation trainingsbegleitender Laktatmessungen Dtsch Z Sportmedizin 39, 365-368 (1988)*

BRAUMANN K. M, L. BRECHTEL: *Hormonelle Veränderungen bei übertrainierten Ausdauerathleten in: Liesen,H, M.Weiss, M.Baum (Hrsg.) Regulations- und Repairmechanismen pp 555-557, Köln 1994*

BRODAL P., F. INGJER, I. HERMANSEN: *Capillary supply of skeletal muscle fibers in untrained and endurance trained men Am J Physiol 232; H705-H712 (1977)*

BURKE, R. E.: *Motor units: anatomy, physiology and functional organization in: V.B.Brooks (ed.) Handbook of Physiology Section 1 Vol II pp 345-422 Bethesda 1981*

CONVERTINO V. A., P. J. BROCK, L. C. KEIL, E. M. BERNAUER, J. E. GREENLEAF: *Exercise training induced hypervolemia: role of plasma albumin, renin and vasopressin J. Appl.Physiol. 48, 665-669 (1980)*

DE VRIES, H. A., R. A. WISWELL, R. BULBULIAN, T. MORITANI: *Tranquilizer effect of exercise Am J Phys Med 60; 57-66 (1981)*

EHSANI A. A., J. M. HAGBERG, R. C. HICKSON: *Rapid changes in left ventricular dimensions and mass in response to physical conditioning and deconditioning Am J Cardiol 42; 52-56 (1978)*

GALBO H.: *Autonomic neuroendocrine responses to exercise Scand J Sports Sci 8, 3-17 (1986)*

HELLEMANNS J.: *The energy metabolism in trained and untrained individuals Geneeskd. Sport 11, 121-147 (1978)*

HENNEMANN E., L. M. MENDELL: *Functional organization of motoneurone pool and its inputs in: V.B.Brooks (ed.) Handbook of Physiology Section 1 Vol II pp 423-507 Bethesda 1981*

HENRIKSSON J., R. C .HICKNER: *Training induced adaptations in skeletal muscle in: Harries M.; C Williams, Wd Stanish, Lj Micheli (eds.) Oxford Text Book of Sportsmedicine, pp 27-45, Oxford 1994*

HENSCHENS: *Skilauf und Skiwettlauf – eine medizinische Sportstudie Mitte Med Klinik Upsala 2:15 (1899)*

HOLLOSZY J. O., F. W. BOOTH: *Biochemical adaptations to endurance exercise in muscle Ann Rev Physiol 38; 273-291 (1976)*

HOLMDAHL D. E., B. E. IINGELMARK: *Der Bau des Gelenkknorpels unter verschiedenen funktionellen Verhältnissen Acta anat. 6; 309 (1948)*

LINDGARDE F., J. MALMQUIST, B. BALKE: *Physical fitness, insulin secretion and glucose tolerance in healthy males and mild type II diabetes Acta Diabetol Lat 20, 33-40 (1983)*

MAGNUS K ., A . MATROOS, J. STRACKEE: *Walking, cycling or gardening, with or without seasonal interruption, in relation to acute coronary events Am J Epidemiol 110, 724-733 (1979)*

MORGAN W. P., S. E. GOLDSTON (eds): *Exercise and mental health Washington DC; Hemisphere Publishing 1987*

MORITANI T.: *Training adaptations in the muscles of older men in: E.L.Smith & R.C.Serfass (Eds.) Exercise and Aging: The scientific Basis pp 149-166 Enslow Publishers New Jersey (1981)*

RAHKILA P., E. HAKALA, K. SALMINEN, P. LAATIKAINEN: *Response of plasma endorphins to running exercises in male and female endurance atheltes Med Sci Sports Exerc 19: 451-455 (1987)*

RANSFORD C. R.: *A role for amines in the antidepressant effect of exercise A review Med Sci Sports Exerc 14; 1-10 (1982)*

ROUX, W.: *Gesammelte Abhandlungen über Entwicklungsmechanik der Organismen. Band 1: Funktionelle Anpassung, Engelmann, Leipzig 1895*

SALTIN B., J. KARLSSON: *Die Ernährung des Sportlers in: Hollmann W (Hrsg.): Zentrale Themen der Sportmedizin Springer, Berlin - Heidelberg - New York 1972*

SCHARMSCHMIDT F., K. S. PIEPER: *Adaptabilität und Adaptation an sportliches Training bei Heranwachsenden Medizin u. Sport 22, 37-40 (1982)*

STRATTON J. R., LEVY W. C., CERQUEIRA M. D., SCHWARTZ R. S., ABRASS I. B.: *Cardiovascular responses to exercise. Effects of aging and exercise training in healthy men. Circulation (1994 Apr) 89(4):1648-55*

TERBLANCHE S. E.: *Recent advances in hormonal response to exercise (Mini Review) Comp Biochem Physiol 93B, 727-739 (1989)*

WALKER J. M., T. C. FLOYD, G. FINE, C. CAVNES, R. LUALHATI, I. FINEBERG: *Effects of exercise on sleep J Appl Physiol 44; 945-951 (1978)*

Geschichte der Bewegungstherapie

Einleitung. Antike. Renaissance. Aufklärung. 19. Jahrhundert. Zwischenkriegszeit. Gegenwart. Literatur.

ARND KRÜGER

Folgelieferung November '95

Einleitung

Der massenhafte Rückgang des Herzinfarktes in den USA verlief zeitgleich mit dem Anschwellen der *Joggingwelle* der amerikanischen Bevölkerung. Kann man dies als einen epidemiologischen Beweis für den Nutzen der Bewegungs(hier: Dauerlauf)therapie ansehen – ist es somit ein Erfolg des Sports, Zufall oder ein korrelativer, ein temporärer und kein kausaler Zusammenhang? Diese aktuellen Fragen stehen bei der Geschichte der Bewegungstherapie gleich am Anfang: Bereits *Galenos* (ca. 129 – 199 n. Chr.) diskutierte in seinem *Trasybulos* den Zusammenhang von Leibesübung und Gesundheit, *Gymnastik* als gezielter Therapie und als freudevolles Tun (FETZ/FETZ 1969).

Bewegungstherapie verstehe ich mit SCHAUER u.a. (1990) als die Anwendung von gezielten, dosierbaren auf Krankheitsgeschehen positiv wirkenden Bewegungsformen, deren Bestandteile das Üben und für das jeweilige Krankheitsgeschehen adäquat eingesetzte Leibesübungs (heute häufig Sport)-Therapien sind. Bereits die *Ayur-Veda,* ein altindischer Sanskrittext (ca. 800 – 1000 v. Chr.), empfiehlt gezielte Leibesübungen und Massage gegen Rheumatismus und kann damit als eine der ältesten überlieferten Bewegungstherapien gelten (GUTHRIE 1945).

Antike

Über die Bewegungstherapien der griechischen Antike wissen wir wesentlich mehr, da uns manche Denkweise bis heute begleitet hat. Sie gehen auf die Systematik des *Hippokrates* (ca. 458 – 377 v. Chr.) zurück, der in der Empirie zwischen Natur (Physiologie), Nicht-Natur (Hygiene) und Wider-die-Natur (Pathologie) unterschied. Für uns sind hier zunächst die sechs Bestandteile der Hygiene von besonderem Interesse, nämlich:

1) Luft,
2) Essen und Trinken,
3) Bewegung und Ruhe,
4) Schlafen und Wachen,
5) Ausscheiden und im Körper Zurückhalten,
6) Emotionen.

Diese sechs nichtnatürlichen Dinge (*sex res non naturales*) sollten moderat in

Quantität, Qualität, Zeit und Reihenfolge genutzt werden, da Krankheiten die Folge von Imbalancen und Exzeß seien. Zudem haben die nichtnatürlichen Dinge eine entsprechende Auswirkung auf den Körper. Nach der galenischen Tradition wurden Bewegung und Ruhe daher immer als medizinische Kategorien, nämlich als Teil der Hygiene, behandelt und entsprechend therapeutisch eingesetzt.

Grundlage war die Physiatrie, die Lehre der körperlichen Harmonie. Zu ihr gehörte auch die *Humorallehre*, daß nämlich die vier Qualitäten, Wärme, Kälte, Trockenheit, Feuchtigkeit, im Gleichgewicht gehalten werden müßten. Dies sollte auch auf den Körper zutreffen, dessen vier Kardinalsäfte (*Humore*), Blut, Schleim, Leber, Milzgalle, in einem richtigen Mischungsverhältnis zu stehen hatten. Die richtige Mischung bedeute Gesundheit, eine fehlerhafte Krankheit.

Acrelanius (5. Jh. n. Chr.) führte die medizinische Bewegungstherapie weiter aus und entwickelte u.a. die Hydrotherapie sowie die Verwendung von kleinen Hanteln im Krafttraining bei der Rekonvaleszenz nach Operationen. *Paulus Aegineta* (7. Jh. n. Chr.) empfahl Körperübungen, die durch das Erreichen einer Leistungsgrenze die Organe auf den Normalbetrieb gut vorbereiten sollten (RYAN 1971).

Renaissance

Mit dem Niedergang der antiken Tradition in den meisten Teilen Europas wurde die Medizin des *Galenos* vor allem in den arabischen Ländern weitergepflegt, jedoch kaum weiterentwickelt (TEMKIN 1973). *Avicenna* (geb. ca. 980) folgte der galenischen Tradition, schwächte aber die Übungsintensität ab. Dieser Ansatz blieb jedoch lange Zeit ein wichtiger Einfluß in der Medizin. Im 16. Jahrhundert wurden vermehrt griechische Texte in Europa übersetzt, wodurch auch die ursprüngliche galenische Medizin wieder einen entsprechenden Aufschwung nahm. Durch die Studien *Vesals* (1515 – 1564) an Leichen und *Paracelsus'* (1493 – 1541) wurde die Lehre zu einer reinen Naturwissenschaft weiterausgebildet. Die grundsätzliche Gliederung blieb jedoch erhalten, so daß Bewegungstherapie als Teil der Hygiene zur Schulmedizin der Zeit gehörte (BAADER/KEIL 1982).

Eine besondere Bedeutung kommt in diesem Zusammenhang Hieronymus MERCURIALIS' (1530 – 1606) *De Arte Gymnastica* (1569 u. wenigstens 12 weitere Auflagen) zu, das die *gymnastica medica* als Bewegungstherapie in den Mittelpunkt stellt (KRÜGER/McCLELLAND 1984). *Mercurialis*, der achtzehn Jahre als Professor für Medizin in Padua lehrte und als ärztlicher Ratgeber Kaiser Maximilians II von diesem geadelt wurde, rechnete die *Ars Gymnastica* vor allem der Prophylaxe zu, die er jedoch als den

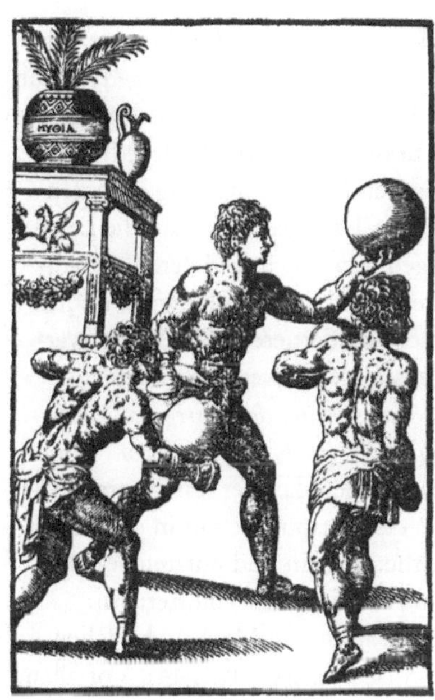

Abb. 1: *Vorform des Medizinballs (nach Mercurialis 1601).*

wichtigsten Teil der Medizin ansah. Im vierten der sechs Hauptteile des Buches setzt sich Mercurialis mit den Kritikern der *Ars Gymnastica* auseinander, die diese vor allem deshalb ablehnten, weil sie Harmonie und Gleichgewicht der Körpersäfte störten, insbesondere weil Wärme im Körper erzeugt und Feuchtigkeit abgegeben würde.

Dem deduktiven Prinzip folgend, erklärten die Gegner der prophylaktischen und therapeutischen Leibesübungen zudem, daß Leibesübungen qualvoll, Gesundheit aber angenehm sei und

erstere daher nicht gesund sein könnten. Außerdem könnte Gesundheit, wenn sie durch einen bestimmten Faktor verloren gegangen sei, nur durch diesen wiederhergestellt werden, eine Bewegungstherapie könne es daher gar nicht geben. Körperübungen seien absolut irrelevant.

Dem hielt *Mercurialis* entgegen, daß Leben und Gesundheit von einem beständigen Austauschprozeß kleiner Bausteine im Körper abhingen. Blieben einzelne dieser Stoffe zurück, führe dies zur Krankheit. Leibesübungen bewirkten durch Schwitzen und intensivierte Atmung die verstärkte Ausscheidung solcher *Schlacken*. Da die Körperfunktionen zudem gottgegeben seien, die Natur nichts umsonst mache (*Aristoteles*), müsse man alle Körperfunktionen für ein gesundes Leben nutzen und stärken.

In den letzten beiden Hauptteilen des Buches setzt sich *Mercurialis* gezielt mit einzelnen Übungen und deren konkreten medizinischen Nutzen auseinander. Hier bleibt er am dichtesten an *Galenos' De sanitate tuenda* und beschreibt auch Übungen, die es in der Renaissance nicht gab, während er den Leibesübungsformen seiner Zeit wenig Beachtung schenkte. Auch in einem anderen Bereich übernimmt er die Anschauung des griechischen Vorbildes: Beide lehnen den intensiv betriebenen Wettkampfsport ab.

Was den konkreten Nutzen der Übungen anging, so wurde ihnen eine lebensverlängernde, kräftigende Wirkung zugeschrieben. Dort, wo schweißtreibende Mittel zum Ausscheiden von Körpergiften unterhalb des Aderlasses angezeigt waren, wurden entsprechende Übungen empfohlen. Allerdings ist *Mercurialis* nicht generell für Bewegungstherapie in gleicher Weise für jeden, sondern er unterscheidet sehr differenziert sowohl zwischen der Intensität, mit der eine sonst gleiche Übung betrieben wird, und dem Gesundheits- (Fitneß)stand des einzelnen, der die Übung betreibt.

Ähnliche Überzeugungen können wir auch in der *Ars Medica Hermetica* von *J. Duchesne* (1546 – 1609) finden, der zudem sportliche Übungen zur besseren Verdauung und zur Kräftigung des Herzens empfahl. *Bernardino Ramazzini* (1633 – 1714) befürwortete konkrete Leibesübungen gegen Berufskrankheiten.

....

Aufklärung

Auch wenn im 16. und 17. Jahrhundert die medizinische Theorie weiter ausdifferenziert wurde, so hat doch kein Werk die Bedeutung von *Mercurialis' De Arte Gymnastica* erreicht. Erst im 18. Jahrhundert wurden die neuen medizinischen Kenntnisse und die Verwendung einer Bewegungstherapie in einem über *Mercurialis* hinausgehenden Sinne akut. *Francis Fuller* (1670 – 1706) sprach sich in seiner *Medicina Gymnastica* (1705) gegen die Verwendung von zu vielen

Medikamenten aus und wollte mit Leibesübungen den Körper kräftigen, damit er die Krankheit als Feind aus eigener Kraft besser vertreiben könne. Mit seinem klaren Empirismus ging er in den konkreten Übungsformen auf die Leibesübungen seiner Zeit und deren tatsächlich beobachtbaren Wirkungen ein: hin zu einem moderneren Wissenschaftverständnis in der Bewegungstherapie.

Nicolas Andry de Boisregard (1658 – 1742) und *Clément Joseph Tissot* (1750 – 1826) bezogen darüber hinaus orthopädische Gesichtspunkte mit in die Bewegungstherapie ein und nutzten gezielt den Aufbau des Muskelkorsetts zur Kompensation von Muskelschwächen (ANDRY DE BOISREGARD 1744). Vor allem die Arbeiten *Tissots* erreichten eine weltweite Bedeutung und wurden in alle wesentlichen Sprachen übersetzt (TISSOT 1780). Die Prinzipien wurden so differenziert verwendet, daß z.B. bereits 1757 die Medizinische Fakultät der Universität Göttingen eine Dissertation zum Gesundheitswert des Reitens bei Prof. *Georg Gottlob Richter* (*De salutari limitando tamen equitationis exercitio* von *J. H. Dietz & S. Z. Bara*) zuließ, die als Grundlage der Hippotherapie angesehen werden muß und (*spinam erigit*) den orthopädischen Nutzen empirisch belegte (KRÜGER 1994).

Das 18. Jahrhundert ist insgesamt durch zwei Entwicklungen gekennzeichnet: Einerseits blieb nicht mehr viel von

Folgelieferung November '95

der galenischen Medizin und der dazugehörigen Gymnastik übrig. Die Gesundheit bestand nicht mehr aus dem Gleichgewicht der Säfte, die soliden Teile des Körpers spielten eine immer größere Rolle. Man brauchte daher auch nicht mehr auf die Humorallehre zurückzugreifen, um den Erfolg der Bewegungstherapie zu erklären.

Hiermit rückte einerseits der orthopädische Nutzen in den Vordergrund und andererseits werden die alltäglichen Leibesübungen in ihrer Bedeutung immer ernster genommen. Darüber hinaus wurden die medizinischen Abhandlungen auch im Hinblick auf die Bewegungstherapie immer seltener auf Latein geschrieben, so daß sich gerade die einfachen Übungen in Deutschland aber auch in allen anderen westlichen Staaten verbreiteten und damit die Grundlage für weitere empirische Erkenntnisse abgaben.

Die Vorstellungen, wie sie durch *J.-J. Rousseau* mit *den guten Wilden* thematisiert werden, ergriffen auch die Bewegungstherapie: Mit einem zurück zur Natur wurden Körperübungen sehr vielfältig als Prophylaxe und Therapie eingesetzt. Gegen Ende des 18. Jahrhunderts waren es eine Vielzahl von Ärzten, die sich für die Leibesübungen im Sinne einer Bewegungstherapie als Teil der Hygiene einsetzten. Auch wenn es hierbei in erster Linie um allgemeine Maßnahmen ging, die propagiert wurden, um das Leben zu verlängern, so waren die Emp-

fehlungen doch teilweise sehr konkret (HÄNEL 1972). Besonders der *Gesundheitskatechismus* (1794) des Bückeburger Arztes *B. C. Faust* (1755 – 1842) erlebte viele Auflagen und bereitete die wissenschaftliche Auseinandersetzung mit der Bewegung vor.

Bei der Ausdifferenzierung der Übungen findet man vom Grundsatz her alle Formen, wie sie auch heute Verwendung finden, nämlich sowohl passive Übungen (vor allem Massage, Bewegungsbäder, im Boot gefahren werden etc.) als auch aktive (das gesamte Spektrum der damals bekannten Leibesübungen).

Wie sehr bestimmte Leibesübungen von den Modeströmungen und dem kulturellen Bewußtsein abhängen, wird vielleicht am besten an Baden und Schwimmen deutlich. Für *Galenos* war Schwimmen noch eine Selbstverständlichkeit. Für einen Griechen galt eine Person als dumm, wenn sie weder schreiben noch schwimmen konnte. Die Balneotherapie wurde nicht nur aufgrund der unterschiedlichen Formen von Heilwässern in der griechischen Antike erfunden, in der römischen entwickelt, im Mittelalter nur noch als lokaler Brauch fortgesetzt und seit der Renaissance weiterentwickelt, sondern stand auch in enger Verbindung mit dem Schwimmen.

Im 16. Jahrhundert wurde einerseits durch den Physiker und Theologen *Everad Digby* (ca. 1548 – 1605) in

Cambridge die moderne biomechanisch orientierte Schwimmlehre (1587) geschaffen, andererseits dieses Brauchtum damit auch für viele entmythologisiert. Dieses erste Biomechanik-Lehrbuch wurde zwar in alle Sprachen Europas übersetzt, als Grundlage der Schwimmausbildung des Militärs z.B. noch bei Napoleon verwendet, aber der gesundheitliche Nutzen des Schwimmens und Badens blieb umstritten, da viele zunächst einmal die Gefahr des Todes durch Ertrinken sahen und entsprechend des traditionellen Denkens Schwimmen als unnatürlich ablehnten. Wenn Gott gewollt hätte, daß der Mensch wie ein Tier schwimmt, dann würde es auch jeder sofort können. So diente Schwimmen auch im Mittelalter als Teil eines Gottesurteils. Darüber hinaus führte die verfeinerte Lebensart des Barocks und des Rokokos eben auch zu mehr Puder und Parfum und weniger Wasser bei den elementaren Formen der Reinigung. Richtungweisend war hier noch immer die Lebensgewohnheit von Königin Elisabeth I von England, die nur zweimal im Jahr badete, nämlich »zu Weihnachen und zu Ostern – ob sie es brauchte oder nicht« (KRÜGER/McCLELLAND 1984).

Hufeland (1762 – 1836), der viel für die Propagierung der Bewegungstherapie in Deutschland getan hat, stellte fest: »Man fürchte sich nicht, Gesicht und Hände oft mit Wasser zu waschen. Es ist ein wahres Vorurteil, wenn man glaube,

das Wasser verderbe die Haut« (HUFELAND 1794). Das kalte Wasser härte ab und habe damit eine gesundheitsfördernde Wirkung. In der ersten Hälfte des 18. Jahrhunderts setzten sich die Ärzte massiv für das Baden im kalten Wasser ein, während sie in der zweiten Hälfte bereits vor zu langem Baden warnen mußten, da man ihrem Rate in übertriebener Weise in Folge der Begeisterung für *den guten Wilden* gefolgt war.

Die Bedeutung der Badehäuser hatte mit der weitgehenden Zerstörung der städtischen Kultur im Dreißigjährigen Krieg ein schnelles Ende genommen. Die religiösen Bedenken gegen die mit dem Baden lange verbundene Nacktheit hatten in Deutschland wieder die Oberhand gewonnen (KRÜGER 1992). Da das Schwimmen sich jedoch nicht primär an die harten Bestandteile des Körpers wendet, sondern an die weichen, wird es auch häufig mit allgemeinen Körpersäften und Empfindungen in Verbindung gebracht, so daß die Popularisierung von Baden und Schwimmen zwar Formen der Bewegungstherapie förderte, zunächst jedoch nicht deren wissenschaftlicher Weiterentwicklung diente. So dauerte es bis ins 19. Jahrhundert, ehe sich durch *V. Priessnietz* (1799 – 1851) die Balneologie und mit *S. Kneipp* (1821 – 1897) die Wasserkur als Naturheilverfahren ältere Kenntnisse zu nutze machten.

....

19. Jahrhundert

Das 19. Jahrhundert sah nicht nur einen Aufschwung der organisierten Leibesübungen, sondern auch ihren vermehrten Einsatz für medizinische Zwecke. Am Beginn des Jahrhunderts stehen in Deutschland drei wesentliche Persönlichkeiten, die mit ihren Werken die Entwicklung nicht nur in Deutschland förderten: *Anton Vieth* (1763 – 1836), *J. C. F. Gutsmuths* (1759 – 1839) und *Friedrich Ludwig Jahn* (1778 – 1852).

Vieth stellte in seiner *Encyclopädie der Leibesübungen* alle auch verstreut vorhandenen Übungen seiner Zeit zusammen und gab damit einen wichtigen Impetus für deren Verbreitung. *Jahn* setzte die Leibesübungen theoretisch (*Deutsches Turnen*) und praktisch vormilitärisch und bewußtseinsbildend ein, um sich mit seinen solchermaßen gestärkten Schülern und Studenten als eine Art Guerilla (die kurz zuvor in Spanien erfunden worden war) gegen Napoleon zu erheben. *Gutsmuths* stellte in seiner *Gymnastik für die Jugend* die Leibesübungen in ihrer nach Motiven geordneten Systematik dar: Da man aufgrund der Zivilisation nicht mehr wie *der gute Wilde* natürliche Gymnastik ganzheitlich treiben könne, müsse man sie zielgerichtet, motivgeleitet durchführen. Die geschehe als pädagogische, militärische, athletische oder medizinische Gymnastik. Auch wenn sich GUTSMUTHS (1793) selbst vor allem als Erzieher verstand und die päd-

agogische Gymnastik in den Vordergrund stellte, so ist seine Argumentation im erheblichen Umfang an *Hufeland* und *Mercurialis* orientiert und stellt die Verbindung zwischen den traditionellen Formen der Bewegungstherapie und den modernen Leibesübungen dar (KRÜGER 1975).

In der Folgezeit standen in Deutschland zunächst die pädagogisch und militärisch orientierten Leibesübungen im Vordergrund, während sich – ausgehend von Schweden – im übrigen Europa und später auch in Nordamerika eine ausgeprägte Bewegungstherapie durchsetzte. In den USA hatte jedoch lange Zeit eine Fitneß- und Gesundheitsglaube dominiert, der von ähnlichen Vorstellungen ausging wie in Deutschland etwa *Dr. Faust. John Gunn* (1800 – 1863), der Autor von *Gunn's Domestic Medicine, Or Poor Man's Friend* erzielte zwischen 1830 und 1920 234 (!) Auflagen (GUNN 1986). Da es das Medizinbuch der offenen Grenze war, wo es wenig Arzneien gab, vertraute es auf mäßige Bewegung und die Naturheilkräfte. Im Hinblick auf die Grundeinstellung zur Medizin kann es jedoch ebenso in die galenische Tradition der *sex res non naturales* gestellt werden (BERRYMAN/PARK 1992).

Per-Henrik Ling (1776 – 1839) entwickelte eine systematische Gymnastik, die als die wissenschaftlichste seiner Zeit galt. Er wurde der Gründer des *Schwedischen Zentralinstituts für Gymnastik*

(1814), das sein System für Schule, Militär, aber auch Heilgymnastik propagierte. *Ling*, der zunächst Universitätsfechtlehrer gewesen war, dann aber auch Anatomie und Physiologie an der Universität Lund studierte, forderte die organisch-harmonische Ausbildung des Leibes. Hierbei ging er entsprechend der philosophischen Grundeinstellung seiner Zeit vom Prinzip einer *force vitale* aus, die es durch systematische Übungen zu stärken galt. Das Leben durchdringe die Materie in einer chemischen und einer mechanischen Form, für erste sei die richtige Ernährung, für letztere entsprechende Körperübungen erforderlich. Er erkannte nur solche Übungen (Abb. 2) in seinem System an, deren positive Wirkung belegbar war.

Die Lingsche Gymnastik, später von seinem Sohn Hjalmar fortgesetzt, ist die Grundlage der meisten heutigen Bewegungstherapien. Er unterschied bereits zwischen aktiven, semi-aktiven, semi-passiven und passiven Übungen, wodurch vor allem die heutige Krankengymnastik in ihm ihren modernen Ursprung sehen kann. Durch die enge Verbindung mit der Medizin – die Gymnastik galt als medizinischer Hilfsberuf – wurden die Universitätsinstitute für Leibesübungen in den von der Schwedischen Gymnastik dominierten Staaten (z.B. Dänemark, Belgien, Schweiz) in enger Verbindung – wenn nicht als Teil – der Medizinischen Fakultäten errichtet. Auch in Deutschland breiteten sich als Folge der Reichsgewerbeordnung von 1869, die jedermann die Heilbehandlung gestattete, Bewegungstherapien schnell weiter aus. Vor allem die Massage, für *Ling* Teil der passiven Gymnastik, wurde durch den Einfluß des niederländischen Arztes *J. G. Metzger* (1830

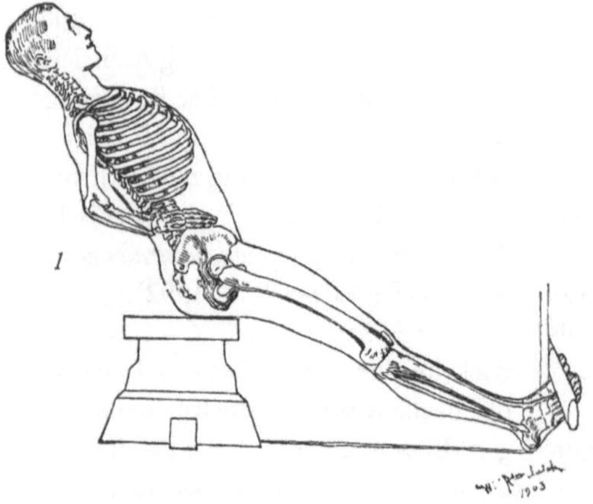

Abb. 2:

Bei der gegensitzenden Fallbewegung des Rückens sind nicht nur die Beugemuskeln der Hüftgelenke und die Bauchmuskeln stark tätig, sondern auch die Muskeln, welche diesen entgegenarbeiten, um den Rücken gestreckt zu halten (nach Töngren 1908).

– 1909) und *C. v. Mosengeil* (1840 – 1900) im letzten Drittel des Jahrhunderts in Deutschland popularisiert.

Mit Methoden von *Ling* wandte sich *Thure Brandt* (1819 – 1894) Frauenleiden zu. Mit gymnastischen Übungen und Massagen des Unterleibes hatte er Erfolg bei der Behandlung von Gebärmutterbeschwerden. 1886 wurde *Brandt* an die Universität Jena eingeladen, um seine Methode an 16 ausgewählten Fällen über zehn Wochen unter Beweis zu stellen. Dieses einzigartige wissenschaftliche Experiment, das ein voller Erfolg für die *Thure-Brandt-Methode* wurde, trug dazu bei, die Verfahren der Bewegungstherapie – so unkonventionell sie auch sein mögen – systematisch in den Kanon der Therapien einzubeziehen.

Auch die medico-mechanische Therapie des schwedischen Arztes *Gustav Zander* (1835 – 1920) hat in der Lingschen Gymnastik ihren Ursprung. Da es nicht genügend qualifizierte Gymnastiklehrer gab, um die große Nachfrage nach Heilgymnastik zu befriedigen, konstruierte er die ersten geführten Kraftgeräte (ZANDER 1893; Abb. 3) – teilweise mit mechanischen Widerständen durch Dampfmaschinen – die die Prinzipien der Lingschen Heilgymnastik individuell, aber ohne Lehrer (in seinen Instituten gab es 76 verschiedene solcher Apparate!) und doch quasi-industriell in der Lage waren anzuwenden.

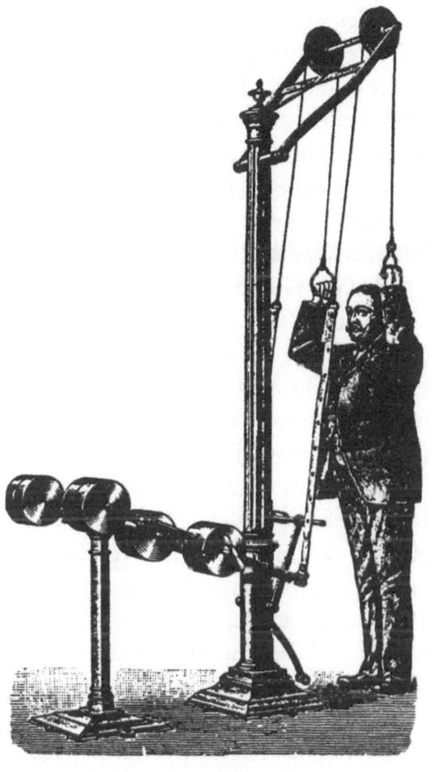

Abb. 3: *Medico- mechanischer Apparat zum »Armsenken und -beugen« nach Zander (Quelle: Meyers Konversationslexikon 1905, 6. Auflage).*

In Deutschland war es vor allem der Arzt *H. Nebel* (1853 –1930), der für die Einrichtung und Verbreitung der Zander-Institute sorgte. Auch wenn diese Geräte aufgrund ihrer hohen Kosten zunächst überwiegend zur Ausbildung harmonischer Körper einer zahlungskräftigen Klientel in ganz Europa und den USA Verwendung fanden, so wurden sie schon bald in der Rehabilitation von Kriegsversehrten verwendet. Hierdurch waren die Geräte nun aber nicht mehr *chic,* so daß diese Therapieform nach Ende des 1. Weltkrieges in der Versenkung verschwand (KIRCHBERG 1926).

Auf der Grundlage der Lingschen Gymnastik basiert auch die Säuglingsgymnastik von Neumann-Neurode (1879 – 1945), der bereits mit Kindern im Alter von sechs Monaten an seit 1909 gezielt Gymnastik betreiben ließ, um Mißbildungen nicht durch die üblichen Korsetts, Stützen, Einlagen etc. zu korrigieren, sondern durch intensive Bewegungsreize (NEUMANN-NEURODE 1910). 1922 richtete er hierzu eine nicht unumstrittene Säuglingsturnanstalt ein. Da seine Verfahren jedoch auf Anregung von Prof. Bier in der *Reichsanstalt zur Bekämpfung der Säuglingssterblichkeit* unter Prof. Langstein getestet und für wertvoll befunden wurde, breitete sie sich langsam aus. So konnte er bis zu seinem Tode zuletzt in Leipzig Frühskoliosen und rachitische Sitzbuckel mit seiner Methode behandeln. Von ihm stammt die Vorstellung, daß Bewegungsreize am stärksten zur Zeit des größten Wachstums wirken – was erst von der modernen Trainingslehre relativiert und präzisiert wurde (HARRE 1970). Seine Methode für Säuglinge besteht jedoch unverändert fort (NEUMANN-NEURODE 1972).

Der Versuch, die Lingsche Gymnastik auch in größerem Umfang in Deutschland einzuführen, scheiterte an dem Widerstand der Turner, die ihr System nach Jahn mit der Betonung der vormilitärischen Komponente durchsetzten. Die Auseinandersetzung wurde schließlich bis in das Preußische Abgeordnetenhaus getragen und ist in der Literatur als *Barrenstreit* (1861 – 1862) bekannt. Der Barren stand hier als Symbol für das Deutsche System, das Major *Hugo Rothstein* – der Übersetzer der Lingschen Schriften und Direktor der Königlich-Preußischen Zentral-Turnanstalt – durch das Schwedische ersetzen wollte. Die medizinischen Gutachten eines *Virchows* und *Du Bois-Reymond* gaben schließlich für das Deutsche Turnen den Ausschlag, wodurch sich in Deutschland eine strikte Trennung zwischen der Ausbildung der Turnlehrer und der Krankengymnasten durchgesetzt hat – was von der Sache her nicht erforderlich ist, wie das Beispiel Belgiens aber auch der USA zeigt. In den USA war das Schwedische System durch *George Taylor* eingeführt worden und hatte schnell Verbreitung gefunden.

Wenn wir heute von *Moritz Schreber* (1808 – 1861) nur noch den *Schrebergarten* kennen, so ist er doch einer derjenigen Persönlichkeiten, die das *Heilturnen* deutscher Richtung prägten. Habilitiert als Orthopäde in Leipzig, verbunden mit der jungen Turnbewegung, wurde in seiner orthopädischen Heilanstalt intensiv geturnt. Diese war zu Beginn des 19. Jahrhunderts entstanden. 1834 gab es bereits neun solcher Institute in Deutschland (MÖCKEL 1988). *Schreber* stand aber auch für natürliches Leben, wodurch sein *Zurück zur Natur* zu kalten Bädern und dem Bearbeiten der eigenen Scholle am Stadtrand führte. Vor allem seine Geräte und Übungen zur Behandlung von Wirbelsäulenverkrümmungen sowie seine orthopädischen Turnübungen haben lange Zeit Bestand gehabt, ehe sie von einer noch vielfältigeren Heilgymnastik abgelöst wurden (SCHREBER 1852). Er betrat auch in einer anderen Hinsicht Neuland: Während die an Schönheit und Ebenmaß orientierten Orthopäden der Zeit eher mit Streckapparaten, Bandagen und Korsetts an der richtigen Anatomie orientiert versuchten, statische Anwendungen zu verfolgen, stand bei *Schreber* das natürliche Leben in seiner Bewegung im Vordergrund. Er ging auch hiermit einen Schritt weiter als die herkömmlichen *Orthopädischen Institute* seiner Zeit (KRECK 1987).

Schreber kann als der Anfang der Hygienebewegung in Deutschland gelten, die Natürlichkeit, Sauberkeit und angemessene Tätigkeiten an frischer Luft in den Vordergrund stellte, um gegen die Verstädterung und die frühen negativen Gesundheitsfolgen der Industrialisierung eine medizinisch richtige Antwort zu

finden. Vor allem die öffentliche Gesundheitspflege trat neben der individuellen in den Vordergrund. Infolge der Rezeption der Abstammungslehre *Darwins* wurde die Verantwortung für die Rasse diskutiert. Die Antwort des Staates war der »Spielerlaß« (1882), mit dem der Spielnachmittag der Schulen und eine Erweiterung der schulischen Leibesübungen eingeführt, eine Vielzahl von Spiel- und Sportplätzen sowie öffentlicher Bäder in den Städten erbaut und die ersten Professuren für Hygiene eingerichtet (*M. v. Pettenkofer* 1865 erster Lehrstuhl an der Universität München, 1881 in Göttingen erstes Universitätsinstitut), wichtige Voraussetzungen für die Akademisierung auch der Bewegungstherapie (HAMER 1989).

Wenn hier die Betonung bei der Entwicklung der Bewegungstherapie auf Deutschland gelegt wurde, so bedeutet dies nicht, daß sie sich in den anderen Ländern nicht ebenfalls weiterentwickelt hätte. *A. P. Protasow* publizierte bereits 1765 in Rußland über die Bedeutung der Bewegung zum Erhalt der Gesundheit. Die Arbeiten des St. Petersburger Arztes *P. F. Lesgaft* setzten sich gezielt mit *Ling* auseinander und brachten eine erhebliche Anzahl von Korrekturen an seinem System an. *F. Ravano* wandte in Genua die Methoden *Lings* erfolgreich gegen Rachitis an (1864) und trug damit zum Siegeszug der Krankengymnastik in Italien bei (FERRARA 1992).

Wichtig für die theoretische Weiterentwicklung der Bewegungstherapie sind die Arbeiten des französischen Arztes *G. Demeny* (1850 – 1917). Während das Schwedische System nach Ling auf der Dominanz der Anatomie beruhte, die Übungen daher auch relativ ebenmäßig und statisch waren, betonte DEMENY (1904) die Physiologie als Grundlage seiner Heilübungen und damit die Bewegung. Für die angelsächsische Welt kann wohl A. Combe (1797 – 1847), der Hausarzt der Königin von Schottland, als der erste Physiologe gelten, der sich mit Leibesübungen und Bewegungstherapie befaßte.

Da sich eine Bewegungstherapie immer an den wissenschaftlichen Möglichkeiten der Mutterwissenschaften orientieren muß, profitierte sie von dem Erkenntnisgewinn der Physiologie einerseits und der deutlicheren Zuwendung zum Sport andererseits. Zwar war das öffentliche Image des gesunden Menschen noch immer das des turnerischen, vielseitigen Kraftmenschen (KRÜGER/ WEDEMEYER 1995; Abb. 4) und die eher mit Leichtgewicht und relativer Schwäche verbundenen Erscheinungen der Ausdauer wurden wenig geschätzt. Aber durch die zunächst in England und den USA aufkommende Sportbewegung

Abb. 4:

Autogymnast (Quelle: Zschft. Körperkultur 1907, S. 241).

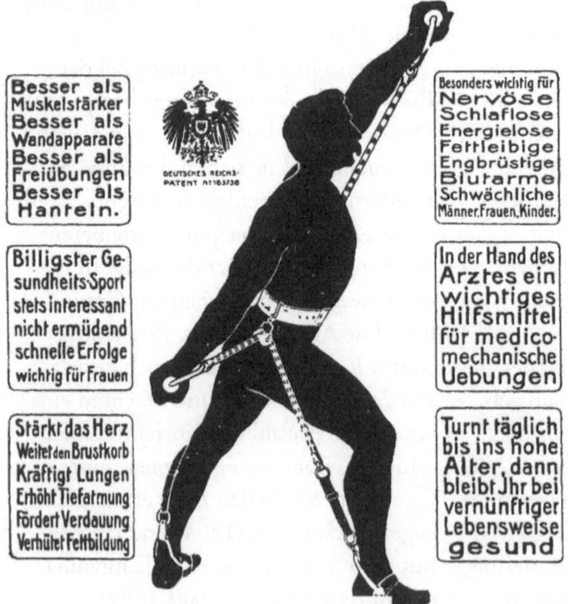

(1896 die ersten Olympischen Spiele der Neuzeit) begann sich die Wissenschaft auch mit Phänomenen des Sports auseinanderzusetzen (HAMER/HOLLMANN 1992) und schuf so die Voraussetzung für einen Modernisierungsschub auch in der Bewegungstherapie.

....

Zwischenkriegszeit

Die Weimarer Zeit kann nicht nur in Deutschland als eine der relativen Offenheit und des Experimentierens mit allen Formen von Bewegungs- und Körpertherapien gekennzeichnet werden, die vor dem Weltkrieg in Ansätzen vorhanden waren. Durch die neuen gesellschaftlichen Verhältnisse in vielen Staaten Europas kam es zu einer stürmischen Entwicklung in allen auf den Körper bezogenen Kenntnissen und Umgehensweisen. Nach einer solchen Periode der relativen Offenheit brachte das Ende der zwanziger Jahre mit einer Akademisierung der Leibesübungen und einer Ausbreitung des Faschismus über Europa eine stärkere Standardisierung, wobei jedoch Körpertechniken aufgrund der allgemeinen Kriegsvorbereitungen weiterhin einen hohen Stellenwert behielten.

Für die Offenheit in den therapeutischen Ansätzen können z.B. die Ansätze der Tanztherapie zählen. Wenn man von der Ganzheit des Menschen ausgeht, dann ist es nicht nur die Quantität an Bewegung, die von Interesse ist, sondern auch die Qualität. Durch solche offenen, expressiven Bewegungsformen ist der Mensch in der Lage, seine Gefühle besser auszudrücken als durch Sprache. Die Bewegungstherapie wird in der Tanztherapie auch eine Form der neu von *Freud* und *Ellis* entwickelten Psycho- und Sexualtherapien. Die Anfänge sind bei dem Schweizer *Emile Dalcroze* (auch *Jaques-Dalcroze*, 1865 – 1950) zu finden, der in Helleraus (bei Dresden) schon vor dem Kriege eine entsprechende Schule schuf. Die Fülle der verschiedenen Gymnastikschulen in Deutschland (DIEM 1991) beziehen frühzeitig die »pflegerische« Gymnastik ein, die verbunden mit Musik – weit über die Ansätze der Krankengymnastik hinausgehen.

Zu manchen der Tanztherapien gehört auch die Nacktheit, da man sich nur so ganz als Mensch zeigen und darstellen und am wenigsten seine Gefühle verbergen kann. In diesem Zusammenhang muß auch die Licht- und Lufttherapie des Schweizer *A. Rikli* (1823 – 1904) genannt werden, der durch nacktes Sonnenbaden nicht nur einen Hygieneimpuls setzen wollte, sondern auch einen Schritt zur Natürlichkeit. Seine Überzeugung der heilenden Wirkung der Bewegung in der Sonne war von *Hufeland* bereits geteilt worden, *Rikli* wandte es gegen den Widerstand vieler Zeitgenossen an. Die Nacktheit spielt auch bei den verschiedenen Saunatherapien eine Rolle, die sich in den Begründungen zwar an *Galenos* anlehnen (Ausschwitzen der überflüssigen Schadstoffe), aber auch zu den Bewegungstherapien zu rechnen sind. Die soziale Nacktheit beginnt in der Zwischenkriegszeit für viele eine eigenständige Bedeutung zu erlangen, hat jedoch in sich hygienische Vorzüge (KRÜGER 1992).

Für die Weiterentwicklung der Bewegungstherapien müssen jedoch auch drei andere Phänomene Erwähnung finden: Durch den aufblühenden Nationalismus wurden die internationalen Leistungsvergleiche im Spitzensport immer wichtiger, so daß die sportmedizinische Forschung am gesunden Menschen einen größeren Stellenwert bekam. Hierdurch wurden wesentlich mehr Kenntnisse sowohl über Trainingsprozesse (KRÜMMEL 1930) als auch über Normgrößen und Möglichkeiten des Menschen bekannt. Mit der größeren Bedeutung wurde die Turn- und Sportlehrerausbildung intensiviert und akademisiert, so daß eine wesentlich breitere lehrende und forschende Öffentlichkeit mit den Phänomenen der Bewegung wissenschaftlich auseinandersetzte als je zu vor (HOBERMAN 1992). Durch die Akademisierung und den großen Bedarf an aktiv in der Therapie tätigen Hilfspersonen kam es jedoch auch zu einer stärkeren Geschlechtertrennung: Während zuvor sowohl Forschung als auch Behandlung überwiegend von Männern getragen

wurde, wurden nun in der Anwendung immer mehr Frauen tätig.

Gegenwart

Wenn wir versuchen, die Zeit seit dem 2. Weltkrieg in ihrer Bedeutung für die Bewegungstherapie zu erfassen, so dürfen wir nicht übersehen, daß dies eine Zeit ist, in der einerseits durch immer größeren Bewegungsmangel die Heilmöglichkeiten durch gezielte Bewegung besser geworden sind, andererseits sich die medizinischen Kenntnisse durch intensive Forschung verbessert und durch Akademisierung der Sportberufe einer breiteren Öffentlichkeit auch international zugänglich geworden sind (KRÜGER 1980). Schließlich darf man nicht vergessen, daß zum modernen Lebensstil ein erhebliches Maß an Sportlichkeit gehört, so daß gezielte Bewegung nicht nur aufgrund ärztlicher Verordnung sondern aus freien Stücken verwendet wird (KRÜGER/WEDEMEYER 1995).

Die medizinische Forschung war schon immer international und ist dies auch im Hinblick auf die Bewegungstherapie während der Zeit des *Kalten Krieges* geblieben. Durch die Internationalisierung haben jedoch auch ostasiatische Vorstellungen des Verhältnisses von Bewegung und Ruhe, Spannung und Anspannung – am bekanntesten sind die Techniken des Yoga – Einzug in Deutschland gehalten. Von ihrem Anspruch her gehen sie über die herkömmlichen Bewegungstherapien hinaus, da sie ein religiöses Empfinden in die Therapie einbeziehen. Einen solcher Anspruch an Ganzheitlichkeit (FELDENKRAIS 1977) haben jedoch viele der neuen Körpertherapien, die sich damit vor allem in die Tradition der Zwanziger Jahre stellen und bei allen neuen Schwerpunkten viele Elemente von *Jaques-Dalcroze* aufweisen (KAPPERT 1990). Auch auf diese kann hier nicht eingegangen werden (siehe hierzu Sektion 09).

Während ich für die Kapitel der Vergangenheit einen eher chronologischen Zugang gesucht habe, möchte ich die Gegenwart systematisch darstellen. Ich klammere hierbei die Probleme aus, die durch einseitiges Sporttreiben selbst entstehen, denn auch hier hat eine kompensatorische Bewegungstherapie ihre Bedeutung.

Es gibt heute kaum eine Krankheit, gegen die nicht auch eine Bewegungstherapie helfen soll, ja zum Menschwerden und -sein gilt Bewegung als ein wichtiges konstituierendes Merkmal (ISRAEL 1995). Dies hat einerseits zur einer Fortsetzung und Verfeinerung der Bewegungstherapien geführt und andererseits dazu, daß Bewegung heute auch dort verordnet wird, wo man früher Ruhe bevorzugte oder gar nicht an »Sport« als Therapie dachte. Wenn wir uns die wesentlichen Zivilisationskrankheiten ansehen, so fällt auf, daß die Vorstellungen *Rousseaus* und *Gutsmuths*, daß man am besten mit körperlich-sportlicher Aktivität den negativen Folgen der Zivilisation gegensteuert, heute weitgehend gängige Praxis sind.

Nach Herzinfarkt war lange Zeit Ruhe und Schonung angesagt. Die medizinische Forschung am Sportherzen, in Deutschland vor allem mit dem Namen *Herbert Reindell* (1908 - 1990) verbunden, hat frühzeitig dazu geführt, daß körperliche Dauerbelastungen nicht nur als vorbeugende Maßnahme sondern auch als Frühbehandlung empfohlen wurden (HOLLMANN u.a. 1983). Die Arbeiten von Ernst van AAKEN (1977) in Deutschland und Kenneth COOPER (1970) in den USA können hier als richtungsweisend angesehen werden, denn sie setzten gegen erheblichen Widerstand gerade derer, die später die *schonungslose Therapie* verwendeten, den Dauerlauf durch.

Es liegt nahe, daß auch immer wieder versucht wurde, Sport in der Krebsprophylaxe und -therapie zu verwenden. Van AAKEN (1969) argumentierte, daß sich Dauerlauf vorteilhaft auf die natürlichen Killer Cells auswirke und damit als Prophylaxe und auch im gewissen Umfang als Therapie einen positiven Effekt auf den Verlauf der Krankheit habe. Einzelne Beispiele der Heilung von Brustkrebs durch Dauerlauf sprechen für eine solche Annahme. Da die als Erklärung herangezogene Endorphinausschüttung jedoch sehr spezifisch belastungsabhängig ist (KRÜGER/WILDMANN 1986), genügt es nicht einfach nur, *Dauerlauftherapie* zu verschreiben, sondern Intensität, Dauer und Gestaltung des Laufes sowie die Anzahl der Wiederholungen und die Pausen müssen exakt gesteuert werden. Hierzu sind jedoch bisher die wenigsten Therapien in der Lage, da es nicht genügt, mehr oder schneller zu laufen, um einen positiven Effekt zu erzielen (SHEPHARD/RHIND/SHEK 1995).

Bei der orthopädischen Rehabilitation haben Heil- und Krankengymnastik schon lange eine entsprechende Rolle gespielt. Die wachsende Vielfalt der verwendeten Geräte und Apparate macht es schwer, einen Überblick zu behalten, aber viele sind auch bereits unter anderen Namen in der Vergangenheit verwendet worden und in Vergessenheit geraten. Wenn heute z.B. ein modernes Training mit Gummizügen propagiert wird, so darf man nicht übersehen, daß dies seit der Einführung des Gummis gebräuchlich war (TRACHSLER-WETTSTEIN 1881).

Auch die Aquatherapie ist durch moderne Auftriebshilfen wieder in Mode gekommen. Gerade bei dem häufigsten orthopädischen Problem der Gegenwart, den Rückenschmerzen, hat es bis in die jüngste Zeit gedauert, ehe diese auch als Zivilisationskrankheit erkannt und entsprechend mit Kräftigung statt mit Ruhe behandelt wurden. Erst die Entwicklung der isokinetischen Kraftmaschinen (KRÜGER 1986) in den USA und deren gezielter Einsatz in der Rehabilitation haben es ermöglicht, einen sich dem Schmerzgeschehen anpassenden Widerstand zu schaffen. Die Erfolge des *Göttinger Rücken-Intensiv-Programms* (STEINMETZ/STRAUB 1994) haben hier ein weiteres Feld für die Bewegungstherapie erschlossen.

Bewegungstherapien wurden auch für Personen mit auffälligem Verhalten und ggf. geistigen Behinderungen verwendet. So gilt die Dauerlauftherapie z.B. als die Methode der Wahl in der Therapie von Drogenabhängigen. Bei der Erforschung der Zusammenhänge zwischen Sport, Psyche und Immunsystem werden die schwer erklärbaren psychosomatischen Erkrankungen versucht, durch Sport zu therapieren (FINDEISEN 1994). Aufbauend auf den Arbeiten von *Piaget* hat sich eine Psychomotorik herausgebildet, die vor allem frühkindliche sensorische und motorische Erfahrungsreize geben will, um funktionale Störungen frühzeitig zu beseitigen (KRÜGER 1990). Auf die Besonderheiten der Psychomotorik und ihrer Entwicklung in diesem Jahrhundert soll hier nicht eingegangen werden, obwohl sie auch Bewegungstherapie als einen Bestandteil ihrer Behandlungsmethoden ansieht. Diese haben in der Marburger *Motologie* heute in Deutschland ihre konkreteste Ausprägung gefunden, die jedoch noch immer hinter der Entwicklung z.B. in Frankreich oder den Niederlanden zurückhängt.

Erst seit 1959 haben die Krankengymnastinnen und -gymnasten ihre gesetzliche Anerkennung erreicht. Wenn heute die Sporttherapeuten um dieselbe ringen, so kann man aus der Geschichte lernen, wie lange so etwas dauern kann. Wenn heute Krankengymnastik- und Kurmaßnahmen in einem geringeren Umfang als noch in den 1970er Jahren verschrieben werden und sich damit die Möglichkeiten der Sporttherapie in der Kur nur langsam verbessern (SCHEIBE 1994), so kann man in der Geschichte der Bewegungstherapie sehen, daß es immer ein Auf und Ab an Begeisterung für bestimmte Therapien gegeben hat. Heute ist die unspezifische Begeisterung so groß, daß manche Schulsysteme die Gesundheitserziehung bereits als Ziel des Schulsports ansehen und damit häufig eine eher unspezifische Gesundheitsprophylaxe versuchen (ALLMER/SCHULZ 1987).

Selbsttherapie wird groß geschrieben, bei der man wie bei *Galenos* häufig nicht recht weiß, ob man sie eigentlich wirklich als Therapie betrachten kann. Bäder- und Kurreisen sind eine besondere Form des stark zunehmenden *Sporttourismus* geworden (DREYER/KRÜGER 1995). Entsprechend umstritten ist der Sport als ein Positiv- bzw. Risikofaktor bei den Krankenkassen. Auch wenn die

Begründungen für Bewegungstherapien sich immer den jeweiligen wissenschaftlichen Möglichkeiten der Zeit angepaßt haben, so kann man doch feststellen, daß zielgerichtete, wohl dosierte Bewegung eine gesundheitsfördernde Wirkung hat, somit mit Recht früher wie heute mit einer Verlängerung des Lebens oder Verbesserung der Lebensqualität (HOLLMANN 1993: »40 Jahre 40«) in Zusammenhang gebracht worden ist.

Literatur

AAKEN, E. VAN: *Die Dauerfunktion der biologischen Oxydation als Krebsprophylaxe. Sportphysiologische Studie einer allgemeinen Prophylaxe der Zivilisationskrankheiten durch die reine Ausdauermethode des Lauftrainings. Waldniel: Ecken 1969.*

AAKEN, E. VAN: *Die schonungslose Therapie. Ein Gesundheits-Brevier. Celle: Pohl 1977.*

ALLMER, H. & SCHULZ, N. (Hg.): *Gesundheitserziehung. Wege und Irrwege. St. Augustin: Richarz 1987.*

ANDRY DE BOISREGARD, N.: *Orthopädie oder die Kunst, bey Kindern die Ungestaltheiten des Leibes zu verhüten und zu verbessern. Alles durch solche Mittel, welche in der Väter und Mütter... Vermögen sind. Berlin: J.A. Rüdiger 1744.*

BAADER, G. & KEIL, G. (Hg.): *Medizin im mittelalterlichen Abendland. Darmstadt: Wissenschaftliche 1982.*

BERRYMAN, J.W. & PARK, R.J. (Hg.): *Sport and Exercise Science. Essays in the History of Sports Medicine. Urbana: Univ. of Illinois Press 1992.*

BORGERS, W.: *Von der Motionsmaschine zum Fitness-Studio. Aspekte des apparativen Zugriffs auf den Körper, in: Brennpunkte der Sportwissenschaft 2 (1988), 130 - 152.*

COOPER, K.: *Bewegungstraining. Praktische Anleitung zur Steigerung der Leistungsfähigkeit. Frankfurt/M: Fischer 1970.*

DEMENY, G.: *Mécanisme et éducation des mouvements. Paris: Alcan 1904.*

DIEM, L.: *Die Gymnastik-Bewegung. St. Augustin: Academia 1991.*

DREYER, A. & KRÜGER, A.. (Hg.): *Sporttourismus. München: Oldenbourg 1995.*

FELDENKRAIS, M.: *Awareness Through Movement. Health Exercises for Personal Gowth. New York: Harper & Row 1977.*

FERRARA, P.: *L'Italia in Palestra. Storia, documenti e immagini della ginnastica dal 1833 al 1973. Roma: La Meridiana 1992.*

FETZ, F. & FETZ, L.: *Gymnastik bei Philostratos und Galen. Frankfurt/M: Limpert 1969.*

FINDEISEN, D.G.R.: *Sport, Psyche und Immunsystem. Über die Zusammenhänge zwischen physischen und psychischen Wohlbefinden. Berlin: Frieling 1994.*

FULLER, F.: *Medicina Medica oder von der Leibesübung in Ansehung der animalischen Ökonomie oder der zur Erhaltung der Gesundheit des menschlichen Lebens nöthigen Ordnung und wie solche bey Curirung verschiedener Krankheiten unumgänglich nöthig sey. Lemgo: J.H. Meyer 1750 (London 1705).*

GUNN, J. C.: *Gunn's Domestic Medicine. Knoxville: Univ. TN 1986 (Reprint der 1. Aufl.).*

GUTHRIE, D.: *A History of Medicine. London: T. Nelson 1945.*

GUTSMUTH, J.C. F.: *Gymnastik für die Jugend. Schnepfenthal: Erziehungsanstalt 1793.*

HÄNEL, H.: *Deutsche Ärzte des 18. Jahrhunderts über Leibesübungen. Frankfurt/M: Limpert 1972.*

HAGEN, B. V.: *Geschichte der Medizin im Überblick mit Abbildungen. 4. Aufl. Jena: G. Fischer 1950.*

HAMER, E.U.: *Die Anfänge der »Spielbewegung« in Deutschland. London: Arena 1989.*

HAMER, E.U. & HOLLMANN, W.: *Zwei Medizin-Professoren als Turnreformer. F. A. Schmidt und F. Hueppe. Köln: Strauß 1992.*

HARRE, D. u.a.: *Trainingslehre. Berlin: Sportverlag 1970.*

HEILIGENTHAL, F.: *Die Apparate für mechanische Heilgymnastik und deren Anwendung im Grossherzogl. Friedrichsbad in Baden-Baden. Baden-Baden: Hagen 1886.*

HOBERMAN, J.: *Mortal Engines. The Science of Performance and the Dehumanization of Sport. New York: Free Press 1992.*

HOLLMANN, W.: *Medizin - Sport - Neuland. St. Augustin: Academia 1993.*

HOLLMANN, W., ROST, R. u.a.: *Prävention und Rehabilitation von Herz-Kreislauferkrankungen durch körperliches Training. 2. Aufl. Stuttgart: Hippokrates 1983².*

HUFELAND, C.W.: *Gemeinnützige Aufsätze zur Beförderung der Gesundheit, des Wohlseyns und vernünftiger medicinischer Aufklärung. Leipzig: G.J. Göschen 1794.*

ISRAEL, S.: *Muskelaktivität und Menschwerdung. Technischer Fortschritt und Bewegungsmangel. Reflexionen über die Notwendigkeit regelmäßiger körperlicher (sportlicher) Bewegung. St. Augustin: Academia 1995.*

KAPPERT, D.: *Tanztraining. Empfindungsschulung und persönliche Entwicklung.Bochum: Ästhetische Bildung 1990.*

KIRCHBERG, F.: *Handbuch der Massage und der Heilgymnastik. Leipzig: Thieme 1926.*

KRECK, H.C.: *Die medico-mechanische Therapie Gustav Zanders in Deutschland. Ein Beitrag zur Geschichte der Krankengymnastik im Wilhelminischen Kaiserreich. Diss. Frankfurt/M 1987.*

KRÜGER, A.: *Sport und Politik. Vom Turnvater Jahn zum Staatsamateur.* Hannover: Fackelträger 1975.

KRÜGER, A.: *Das Berufsbild des Trainers im Sport. International vergleichende Studie und Perspektiven der Traineraus- und -weiterbildung in der Bundesrepublik Deutschland.* Schorndorf: Hofmann 1980.

KRÜGER, A.: *20 Jahre isokinetisches Krafttraining,* in: Leistungssport 16 (1986), 3, 39 - 45.

KRÜGER, A.: *Wann sollen Kinder mit Sport beginnen?* In: P. Lösche (Hg.): Göttinger Sozialwissenschaften heute. Göttingen: Vandenhoeck & Ruprecht 1990, 278 - 308.

KRÜGER, A.: *Zwischen Sex und Zuchtwahl. Nudismus und Naturismus in Deutschland und Amerika,* in: N. Finzsch/H. Wellenreuther(Hg.): Liberalitas: Eine Festschrift für Erich Angermann. Stuttgart: Steiner. 1992, 343 - 365.

KRÜGER, A.: *Kulturgeschichte des Sports: Vom Baden zum Schwimmen,* in: Damals 25 (1993), 8, 58 - 61.

KRÜGER, A.: *Valentin Trichters Erben. das Theorie-Praxis-Problem in den Leibesübungen an der Georg-August Universität (1734 - 1987),* in: H.-G. Schlotter (Hg.): Die Geschichte der Verfassung und der Fachbereiche der Georg-August-Universität Göttingen. Göttingen: Vandenhoeck & Ruprecht 1994, 284 - 294.

KRÜGER, A. & McCLELLAND, J. (Hg.): *Die Anfänge des modernen Sports in der Renaissance.* London: Arena 1984.

KRÜGER, A. & WEDEMEYER, B. (Hg.): *Kraftkörper - Körperkraft.* Göttingen: SUB 1995.

KRÜGER, A. & WILDMANN, J.: *Die Rolle endogener opioider Peptide beim Langstreckenlauf,* in: Deutsche Zeitschrift für Sportmedizin 37 (1986), 7, 201 - 210.

KRÜMMEL, C. (Hg.): *Athletik. Ein Handbuch der lebenswichtigen Leibesübungen.* München: Lehmann 1930.

MERCURIALIS, H.: *De Arte Gymnastica Libri Sex.* Venedig: Iuntas 1601.

MÖCKEL, A.: *Geschichte der Heilpädagogik.* Stuttgart: 1988.

NEUMANN-NEURODE, D.: *Kindersport. Körperübungen für das frühe Kindesalter.* Berlin: Walther 1910.

NEUMANN-NEURODE, D.: *Säuglingsgymnastik. 28. unveränderte Auflage.* Heidelberg: Quelle & Meyer 1972.

RYAN, A.J.: *History of the Development of Sport Sciences and Medicine,* in: L.A. Larson & D.E. Herrmann (Hg.): Encyclopedia of Sport Sciences and Medicine. New York: Macmillan 1971, XXXIII - XLVII.

SCHAUER, J., SCHLEUSING, G., VOIGT, H.: *Bewegungstherapie bei Herz-Kreislauf- und Lungenkrankheiten.* Leipzig: J.A. Barth 1990.

SCHEIBE, J. (Hg.): *Sport als Therapie. Konzepte für die stationäre und ambulante Heilbehandlung.* Berlin: Ullstein-Mosby 1994.

SCHREBER, D.G.M.: *Kinesiatrie oder die gymnastische Heilmethode.* Leipzig: Fleischer 1852.

SHEPARD, R.J., RHIND, S. & SHEK, P.N.: *The Impact of Exercise on the Immune System: NK Cells, Interleukins 1 and 2, and Related Responses,* in: Exercise and Sport Sciences Reviews 23 (1995), 215 - 242.

STEINMETZ, U & STRAUB, A.: *Sport und sportwissenschaftliches Training bei Wirbelsäulenbeschwerden. Auswirkungen einer multimodalen Therapie auf Patienten mit chronischen Rückenschmerzen.* Diss. Göttingen 1994.

TEMKIN, O.: *Galenism. Rise and Decline of a Medical Philosophy. Ithaca, NY: Cornell UP 1973.*

TISSOT, C. J.: *Gymnastique médicale et chirurgicale, ou, Essai sur l' utilité du mouvement ou des différens exercices du corps, et du repos dans la cure des maladies. Paris: Bastien 1780.*

TÖRNGREN, L.M.: *Lehrbuch der Schwedischen Gymnastik, Esslingen: Langguth 1908*

TRACHSLER-WETTSTEIN, E.: *Turnen mit dem Gummisteg. Schaffhausen: Meier 1881.*

ZANDER, G.: *Apparate für mechanisch-heilgymnastische Behandlung und deren Anwendung. Stockholm: Norstedt 1893.*

Folgelieferung November '95

Sektion 06,
Elektro- und
Ultraschalltherapie

EDITORIN: V. FIALKA

Elektrotherapie: Allgemeine Grundlagen

Begriffsbestimmung. Einleitung. Wirkung der Elektrotherapie im biologischen Gewebe. Therapeutische Anwendung des elektrischen Stromes: Therapie mit konstantem Gleichstrom; Nieder-, Mittel- und Hochfrequenztherapie; Magnetfeldtherapie. Literatur.

ELISABETH PREISINGER,
OTHMAR SCHUHFRIED

Begriffsbestimmung

Als Elektrotherapie bezeichnet man in der *Physikalischen Medizin* die therapeutische Anwendung von elektrischem Strom, beziehungsweise die von elektrischen und magnetischen Feldern. Im Gegensatz zu anderen therapeutischen Einsatzgebieten der Elektromedizin (z.B. Defibrillator in der Kardiologie oder die Elektrokoagulation in der Chirurgie) handelt es sich hier ausschließlich um eine Reiz- beziehungsweise Stimulationstherapie, welche der biologischen Reagibilität angepaßt werden muß.

Einteilung

Die Palette kommerzieller Namensgebungen ist groß und nicht selten verwirrend. Sie reicht von galvanischen, faradischen, diadynamischen, niederfrequenten, mittelfrequenten und hochfrequenten Strömen bis zur Interferenzstrom-, Wechselstrom-, Schwellstrom-, Exponentialstrom-, Hochvolt- und Niedervolttherapie, der Anwendung von TENS (Transkutanen Elektrischen Nerven-Stimulation), der PES (Perkutanen Elektro-Stimulation), der NMES (Neuro-Muskulären Elektro-Stimulation), der MENS (Mikrostrom Elektro-Neuromuskulären Stimulation) und der FES (Funktionellen Elektro-Stimulation). Abgesehen von der Verwendung von Eigennamen zur Strombezeichnung (z.B. Nemec, Träbert, Bernard, Wyss) werden die Ströme unterschiedlich nach Impulsform, Frequenz, Elektrodenapplikation, Intensität oder nach der biologischen Wirkung unterteilt. Eine allgemein gebräuchliche Einteilung ist die Gliederung der Elektrotherapie nach der benutzten Frequenz. Es werden danach
– konstanter Gleichstrom (0 Hz),
– Nieder- (< 1 kHz),
– Mittel- (1 kHz bis 100 kHz) und
– Hochfrequenzstrom (> 100 kHz [> 300 kHz])

wegen der verschiedenen physiologischen Wirkungen unterschieden.

Wirkung der Elektrotherapie im biologischen Gewebe

Die Wirkung des elektrischen Stromes beziehungsweise elektrischer und magnetischer Felder im Gewebe ist von drei Faktoren abhängig: Von der Inhomogenität der Gewebsimpedanz, vom Stromfrequenzbereich und von der Erregbarkeit des Gewebes.

Die Inhomogenität des biologischen Gewebes, die sich durch die unterschiedlichen Gewebsschichten (Haut, Unterhaut-/Fettgewebe, Muskeln, Sehnen, Gelenke, Knochen) ergibt, ist in Abhängigkeit der elektrischen Feldrichtung für den Stromlinienverlauf maßgeblich. Durch diese Strukturen, die jeweils eine unterschiedliche Leitfähigkeit oder Impedanz aufweisen, wird der Strom unterschiedlich gut geleitet. In Abhängigkeit der elektrischen Feldrichtung, die durch die Elektrodenlage bestimmt wird, können diese Schichten entweder seriell oder parallel geschaltet sein. Dies erklärt die unterschiedlichen Effekte von Längs- und Querdurchflutung in den Gewebsschichten.

Im biologischen Gewebe wird *Stromfrequenz-abhängig* einmal mehr die Eigenschaft des elektrischen Leiters und einmal mehr die eines Isolators (Dielektrikum) therapeutisch genutzt. Die kapazitive Überbrückung des Gewebswiderstandes und der Leitungsstromanteil hängen von der Frequenz ab.

Beim konstanten Gleichstrom und bei niederfrequenten monophasischen Stromformen wird nur Leitungsstrom wirksam. Hier werden die freien Ladungsträger (Ionen) zur Gegenelektrode bewegt (Abb. 1). Da Zellmembranen schlechte Leiter darstellen, fließt Leitungsstrom nur extrazellulär.

Beim Wechselstrom (biphasischen Strom) treten zusätzlich ein Verschiebungs- und ein Polarisationsstrom auf.

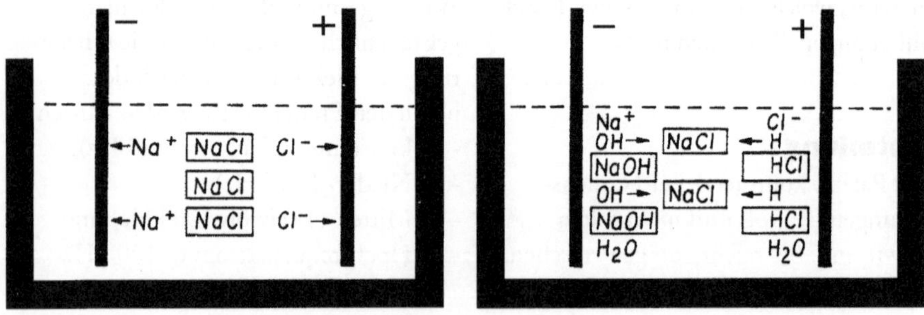

Abb. 1: *Ionenwanderung im Gleichstromfeld. Positive Ladungsträger (Na⁺) bewegen sich zur Kathode, negative (Cl⁻) zur Anode. Im biologischen Gewebe kommt es dadurch an der Anode zur Azidose und an der Kathode zur Alkalose.*

Der Verschiebungsstrom wird durch die Richtungsänderung der elektrischen Felder, welchen von magnetischen Feldern begleitet sind, verursacht und bewirkt eine Ladungsverschiebung in den gebundenen Ladungsträgern (Atomen und Molekülen) des Isolators. Geladene Moleküle (Dipole) richten sich im elektrischen Feld aus. Dieses sogenannte Dipolmoment – die Orientierungspolarisation – bringt somit Moleküle (vorwiegend Wassermoleküle) in Bewegung (Abb. 2). Bei niedrigen Frequenzen dominiert auch beim Wechselstrom der Leitungsstrom in der Interstitialflüssigkeit. Proportional zur Frequenz steigt dann der Anteil des Verschiebungs- und Polarisationsstromes, der sowohl extra- als auch intrazellulär wirksam wird.

Je nachdem ob es sich um eine *erregbare* oder *nicht erregbare Membran* handelt, zeigt der Strom in Abhängigkeit von der Stromfrequenz, der Intensität und wahrscheinlich auch von der Impulsform und den Impulszyklen unterschiedliche Wirkungen. Im Nerven- und Muskelgewebe (erregbare Membranen) steht im Nieder- und Mittelfrequenzbe-

Folgelieferung November '95

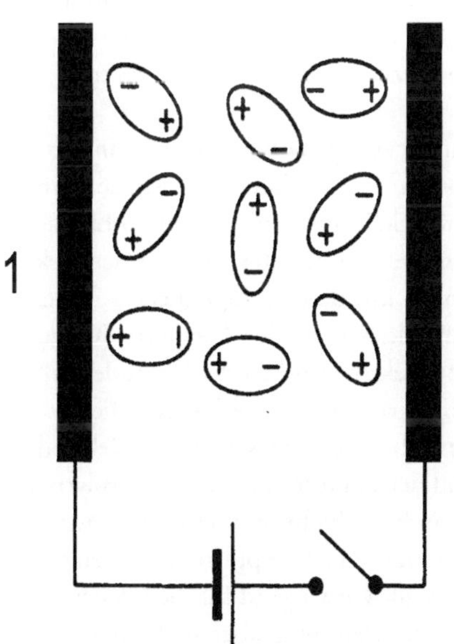
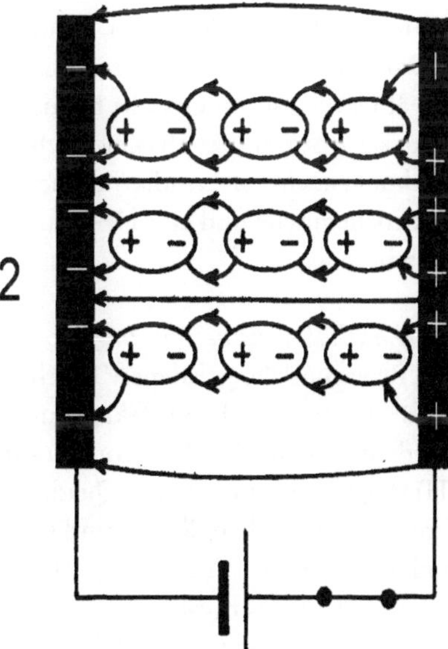

Abb. 2:   *Die Orientierungspolarisation der Dipole.*
1: Dipole (= polare Moleküle) im feldfreien Raum.
2: Ausrichtung der Dipole im elektrischen Feld.

reich die Reizfortleitung und Reizauslösung (z.B. Muskelkontraktion) im Vordergrund der therapeutischen Anwendung.

Die Bedeutung der Potentialänderungen an den nicht erregbaren Membranen (z.B. Bindegewebe) ist nach wie vor nicht restlos geklärt. Jedoch könnten diese eine wesentliche Rolle in der Wundheilung und Osteogenese spielen. Zum Beispiel vermuten FUKADA und YASUDA (1957), daß die Knochenformation von Potentialänderungen abhängen könnte. Dies wäre durch die Anregung der DNS-(Desoxyribonukleinsäure-) Produktion über eine direkte Stimulation des zyklischen Adenosin 3,5-Monophosphats (RODAN u.a. 1975) zu erklären.

Im biologischen Gewebe hat der elektrische Strom drei physiologische Wirkungen: eine elektrothermische, eine elektrochemische und eine elektrophysikalische.

Elektrothermische Wirkung

Die Bewegung der geladenen Teilchen ist für den thermischen Effekt verantwortlich. Die thermische Stromwirkung (H) steigt proportional zum Quadrat der Stromstärke (I), dem Widerstand (R) und der Dauer der Einwirkung (t):

$$H = 0.24\, I^2 R\, t \text{ (cal)}$$

Somit steigt der thermische Effekt, auch die Verbrennungsgefahr, in Abhängigkeit vom Quadrat der Stromstärke, vom Widerstand und von der Einwirkdauer.

Elektrochemische Wirkung

Im elektrolytischen Leiter, wie dem biologischen Gewebe, sind Ionen die Ladungsträger. Bei gleichgerichteten Stromformen (Gleichstrom [Galvanisation] und monophasischen Impulsströmen [Impulsgalvanisation]) kommt es zur Ansammlung von Ionen an den Elektroden (Abb. 1) Die Anionen (negativ geladenen Ionen) wandern zur Anode (positiver Pol) und die Kationen (positiv geladenen Ionen) zur Kathode (negativer Pol).

An der Kontaktstelle zwischen Elektroden (Ladungsträger = Elektronen) und elektrolytischem Leiter kommt es dadurch zur Änderung des pH-Wertes.

An der Anode entwickelt sich eine Azidose, an der Kathode eine Alkalose und Flüssigkeitsansammlung durch Elektroosmose. Ein direkter Kontakt der Elektroden mit dem biologischen Gewebe kann deshalb an der Anode zur Koagulationsnekrose und an der Kathode zur Kolliquationsnekrose führen. Dies ist der Grund, warum zwischen den Elektroden und der Haut immer eine elektrolytische Zwischenschicht (z.B. ein mit Wasser getränktes Tuch) appliziert werden muß. Dies gilt vorwiegend für die Gleichstromanwendung, aber auch für alle mono- und biphasischen Impulsformen im Niederfrequenzbereich und für die Anwendung mittelfrequenter Ströme.

Auf zellulärer Ebene wird die Aktivierung von Muskelenzymen, Succinatdehydrogenase und Adenosintriphosphgatase (ATPase) von manchen Autoren (ALON 1991) ebenfalls der elektrochemischen Wirkung zugeschrieben.

Elektrophysikalische Wirkung

Elektrophysikalisch besteht im zellulären Bereich eine Ladungsdifferenz an den Membranen – der intrazelluläre Raum ist im Vergleich zum extrazellulären negativ geladen. Das sogenannte Ruhe-

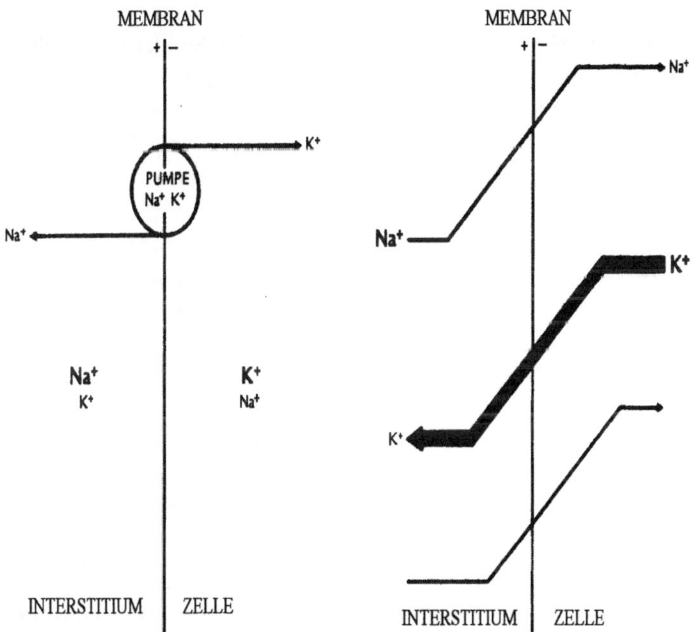

Abb. 3: *Die Konzentrationsdifferenz zwischen intra- und extrazellulärem Raum wird aktiv durch die Na⁺-K⁺-Pumpe der Membran aufrecht erhalten. Passiv diffundieren die Na⁺-Ionen in die Zelle und die K⁺-Ionen in den extrazellulären Raum, wobei die Zellmembran für K⁺-Ionen eine höhere Permeabilität als für Na⁺-Ionen aufweist.*

5

membranpotential beträgt an den erregbaren Membranen der Muskeln und Nerven zwischen 60 und 90 mV. Ursache des Potentials sind die unterschiedlichen Ionenkonzentrationen. Bei normalen Muskel- und Nervenzellen ist die Na^+-Ionenkonzentraion extrazellulär und die K^+-Ionenkonzentration intrazellulär höher. Diese Konzentrationsdifferenz wird durch die Na^+-K^+-Pumpe aufrecht erhalten (Abb. 3). Trifft nun ein Stromimpuls ausreichender Intensität auf die erregbare Membran, kommt es infolge des Na^+-Einstromes und anschließenden K^+-Ausstromes zur Depolarisation. Dieses sogenannte Aktionspotential triggert die Reizfortleitung (Abb. 4).

....

Die therapeutische Anwendung des elektrischen Stromes

Da sich die physiologische Wirkung des Stromes in den drei Frequenzbereichen erheblich unterscheidet, unterteilt man zusätzlich zum konstanten Gleichstrom noch in den Nieder-, Mittel- und Hochfrequenzbereich. Eine Sonderform stellt die Magnetfeldtherapie dar, durch die Potentialänderungen im Gewebe induziert werden. Während beim konstanten Gleichstrom die elektrochemische Wirkung im Vordergrund steht, ist es im Nieder- und Mittelfrequenzbereich die elektrophysikalische Wirkung. Sowohl nieder- als auch mittelfrequente Ströme führen zu Potentialveränderungen an der

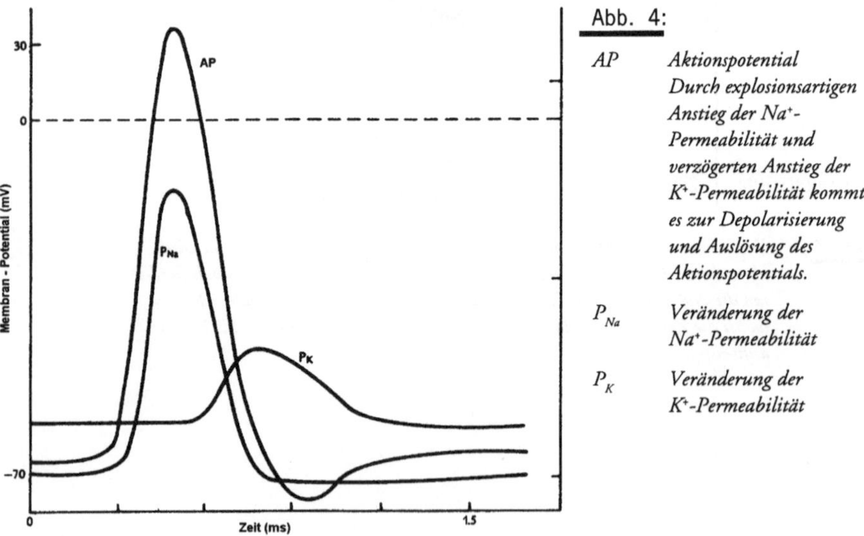

Abb. 4:

AP — *Aktionspotential. Durch explosionsartigen Anstieg der Na^+-Permeabilität und verzögerten Anstieg der K^+-Permeabilität kommt es zur Depolarisierung und Auslösung des Aktionspotentials.*

P_{Na} — *Veränderung der Na^+-Permeabilität*

P_K — *Veränderung der K^+-Permeabilität*

erregbaren Membran. Während bei niederfrequenten Strömen jeder Impuls von ausreichender Intensität ein Aktionspotential auslösen kann, wird bei mittelfrequenten Strömen erst nach einer Impulsserie reaktiv eine Depolarisierung (siehe unten, Gildemeister-Effekt) ausgelöst. Bei hochfrequenten Strömen steht jedoch die elektrothermische Wirkung im Vordergrund der therapeutischen Anwendung. Deshalb wird die therapeutische Anwendung des Hochfrequenzbereiches (Diathermie) in vielen Lehrbüchern zur Thermotherapie gezählt.

Therapie mit konstantem Gleichstrom (= Galvanisation)

Die konstante Gleichstromtherapie benutzt konstante Ströme gleicher Richtung. Die pH-Wert-Änderung im Bereich der Elektroden und die damit verbundene Reizung vasomotorischer Nervenfasern dürfte der Grund für die hyperämisierende Wirkung des Gleichstromes, für das sogenannte galvanische Erythem sein. Beiden, dem elektrochemischen Effekt und der Hyperämie, wird eine Schmerzschwellen-anhebende Wirkung zugeschrieben.

Eine Sonderform der Galvanisation ist die *Iontophorese*. Hierdurch wird ein gelöstes, in Ionenform vorliegendes Medikament durch die intakte Haut mittels Strom in das Gewebe transportiert. Voraussetzung für den Ionentransport ist die Applikation des Medikamentes an der richtigen Elektrode. Ist die Wirksubstanz positiv geladen (z.B. Procain) muß sie an der Anode, ist sie negativ geladen (z.B. Salizylsäure) an der Kathode aufgetragen werden.

Die transportierte *Stoffmenge* ist nach den Faraday-Gesetzen folgendermaßen definiert:

$$\frac{\text{Stromstärke x Zeit x Äquivalent}}{\text{Faradaysche Konstante}}$$

Niederfrequenztherapie

Zu den niederfrequenten Stromformen zählen alle mono- und biphasischen Impulse mit einer Frequenz bis zu 1 kHz. In diesem Bereich löst jeder einfallende Impuls, wenn die Intensität ausreicht, eine Potentialveränderung an der erregbaren Membran aus. An der Anode kommt es zur Hyperpolarisation beziehungsweise Erregungsblockierung, an der Kathode zur Depolarisation beziehungsweise zur Erregungsauslösung.

Die Hauptanwendungsgebiete der Niederfrequenztherapie liegen in der Schmerztherapie (z.B. TENS, diadynamische Ströme, Ultrareizstrom nach Träbert, Hochvolttherapie, Impulsgalvanisation usw.), in der neuromuskulären Elektrostimulation (z.B. Schwellstrom, Exponentialstrom, FES usw.) und in der Anregung der Wundheilung.

Der Reizeffekt ist unabhängig von der Frequenz, der Intensität und höchstwahrscheinlich auch von der Impulsform und vom Impulszyklus.

Mittelfrequenztherapie

Für die Mittelfrequenztherapie wurde von Gildemeister 1944 der zwischen Nieder- und Hochfrequenz liegende Bereich von 1 – 100 kHz definiert. Die Abgrenzung wurde aufgrund der physiologischen Reaktion von Muskeln und Nerven gezogen. Ab 1 kHz ist eine periodensynchrone Erregung von Muskeln und Nerven zwar nicht mehr möglich, jedoch wird bis etwa 100 kHz an der Membran eine reaktive Eigenaktivität provoziert (GILDEMEISTER 1944). Das Membranpotential kann ab der Frequenz von 1 kHz den raschen Spannungsschwankungen nicht mehr folgen, sodaß die Einzelwirkungen an der Membran verschmelzen und erst durch Reizsummation zur sogenannten »reaktiven Depolarisation« führen. Die Hauptanwendungsgebiete der Mittelfrequenztherapie sind ähnlich derjenigen der Niederfrequenztherapie. Der Vorteil gegenüber der Niederfrequenztherapie liegt in der geringeren Hautbelastung, bedingt durch die kapazitive Überbrückung des Hautwiderstandes.

Hochfrequenztherapie (= Diathermie)

Zum therapeutischen Hochfrequenzbereich zählen alle Frequenzen ab 100 kHz, wobei die kritische Schwelle zur ausschließlichen Gewebserwärmung nach Untersuchungen von Nernst erst ab der Frequenz von 300 kHz zu finden ist. Diese Durchwärmung läßt sich durch die wechselnde Orientierungspolarisation, insbesondere der Wassermoleküle, erklären. Das Hauptanwendungsgebiet ist demnach die Durchwärmung von flüssigkeitsreichen Geweben, wie. z.B. der Muskulatur. Abhängig von der Frequenz und des damit verbundenen Wärmeeffektes (mit zunehmender Frequenz steigt die Molekularbewegung und damit die Erwärmung) ist selbstverständlich auch entsprechende Vorsicht geboten.

Magnetfeldtherapie

Wegen der strominduzierenden Wirkung eines sich ändernden Magnetflusses wird die Magnetfeldtherapie zunehmend ähnlich der Nieder- und Mittelfrequenztherapie zur Schmerzlinderung, Muskelstimulation und Förderung der Gewebsregeneration eingesetzt (KELLOG 1991). Die physiologische Wirkung ist hier sowohl von der Frequenz als auch von der magnetischen Flußdichte abhängig.

Folgelieferung November '95

Literatur

ALON, G. (1991): *Principles of Electrical Stimulation. In: Clinical Electrotherapy. 2. Aufl. pp. 35 - 103. Eds. R. M. Nelson, D. P. Currier, Norwalk: Appleton & Lange.*

BASFORD, J. R. (1990): *Electrical Therapy. In: Krusen's Handbook of Physical Medicine and Rehabilitation. 4. Aufl. pp. 375 - 401. Eds. F. J. Kottke, J. F. Lehmann, Philadelphia: Saunders*

EDEL, H. (1991): *Fibel der Elektrodiagnostik und Elektrotherapie. 6. Aufl. Berlin: Verlag Gesundheit GmbH.*

FERCHER, A.F.: *Medizinische Physik. pp. 327 - 495. Wien: Springer.*

FUKADA, E., YASUDA, I. (1957): *On the Piezoelectric Effect of Bone. J. Phys. Soc. Japan 12, 1158 - 1162.*

GILDEMEISTER, M. (1944): *Untersuchungen über die Wirkungen der Mittelfrequenzströme auf den Menschen. Pflüger Arch. 247, 366 - 404.*

GÜNTHER, R., JANTSCH, H. (1982): *Physikalische Medizin. pp. 255 - 276. Berlin: Springer Verlag.*

KELLOGG, R. (1991): *Magnetotherapy: Potential Clinical and Therapeutic Applications. In: Clinical Electrotherapy. 2. Aufl. pp. 385 - 401. Eds. R. M. Nelson, D. P. Currier, Norwalk: Appleton & Lange.*

LEHMANN, J. F., DE LATEUR, B. J. (1990): *Diathermy and Superficial Heat, Laser, and Cold Therapy. In: Krusen's Handbook of Physical Medicine and Rehabilitation, 4. Aufl. pp. 283 - 367. Eds. F. J. Kottke, J. F. Lehmann, Philadelphia: Saunders.*

RODAN, G. A., BOURRET, L. A., HARVEY, A., MENSI, T. (1975): *Cyclic AMP and Cyclic GMP. Mediator of the Mechanic Effects on Bone Remodeling. Science 189, 467 - 469.*

RUSCH, D., ZYSNO, E. A (1995): *Hochfrequenztherapie. In: Lehrbuch der Physikalischen Medizin und Rehabilitation. pp. 163 - 181. Eds. K. L. Schmidt, H. Drexel, K. A. Jochheim, Stuttgart: Fischer Verlag.*

Zusammenfassung

Als Elektrotherapie bezeichnet man die Anwendung von elektrischem Strom zur Reiz- beziehungsweise Stimulationstherapie. Die Wirkung der Elektrotherapie wird durch die unterschiedliche Gewebsimpedanz, den Frequenzbereich und die Erregbarkeit und Erregbarkeitsschwelle des stimulierten Gewebes beeinflußt. Der elektrische Strom hat drei Effekte im biologischen Gewebe: einen elektrothermischen, einen elektrochemischen und einen elektrophysikalischen. Aufgrund dieser unterschiedlichen Wirkungen unterteilt man die Elektrotherapie in die konstante Gleichstromtherapie, die Nieder-, Mittel- und Hochfrequenztherapie. Eine Sonderform stellt die Magnetfeldtherapie dar; durch ein sich änderndes Magnetfeld werden im Gewebe Potentialänderungen induziert.

Sektion 07,
Ernährungstherapie

Ernährungsphysiologische Grundlagen

Die Hauptnährstoffe: Kohlenhydrate; Fett; Eiweiß. Wasser und Alkohol. Die Mikronährstoffe: Vitamine; Mineralstoffe; Spurenelemente. Andere Nahrungsbestandteile: Ballaststoffe; Bioaktive sekundäre Pflanzenstoffe. Verzehrempfehlungen für die Praxis. Literatur.

HELMUT OBERRITTER

Einleitung

Ernährung ist die Aufnahme von chemischen Verbindungen aus Lebensmitteln pflanzlichen oder tierischen Ursprungs. Die Ernährung dient dem Aufbau und der Erhaltung des Organismus. Mit der Nahrung nehmen wir Nährstoffe auf. Das sind in Lebensmitteln enthaltene Stoffe, die dem Aufbau des Körpers, dem Ersatz verbrauchter Körpersubstanz, der Steuerung von Körperfunktionen und der Lieferung von Energie dienen.

- Hauptnährstoffe sind: Kohlenhydrate, Fette und Eiweiß.
- Mikronährstoffe sind: Vitamine, Mineralstoffe und Spurenelemente.

Die Ernährungsphysiologie beschreibt die notwendige Zufuhr von Nährstoffen und anderen Substanzen und deren Wirkung auf den Organismus.

Die Hauptnährstoffe, Wasser und Alkohol

Energie und Körpergewicht

Der Körper benötigt Energie aus Lebensmitteln. Energielieferanten sind im wesentlichen die Nährstoffe Kohlenhydrate, Fett und Eiweiß, in der Bundesrepublik zu einem gewissen Anteil auch Alkohol (DEUTSCHE GESELLSCHAFT FÜR ERNÄHRUNG [DGE] 1992). Durch Verdauungsprozesse werden die Nährstoffe aufgespalten und im Rahmen verschiedenster Stoffwechselprozesse abgebaut bzw. »verbrannt«. Es entstehen Körperwärme und energiereiche Verbindungen. Diese werden für Stoffwechselleistungen und für Muskelarbeit von Organen und Skelettmuskulatur benötigt.

Der Energieverbrauch setzt sich aus dem Grundumsatz für die Aufrechterhaltung der Körperfunktionen und dem Leistungsumsatz für körperliche Aktivitäten zusammen.

Die Energie wird in den Einheiten Kilokalorien (kcal) bzw. Kilojoule (kJ) gemessen. Hierbei entspricht 1 kcal etwa 4,2 kJ.

Tabelle 1 gibt Richtwerte für die durchschnittliche tägliche Energiezufuhr bei leichter körperlicher Aktivität an (DGE 1991).

Diese Durchschnittswerte gelten jedoch für Bevölkerungsgruppen und sind nicht auf den einzelnen Menschen anzuwenden. In der Praxis überprüft man am besten mit der Waage, ob Energiezufuhr und Energieverbrauch im Gleichgewicht sind.

Zur Feststellung des akzeptablen Gewichtsbereiches ist der *Body-Mass-Index (BMI)* am besten geeignet (Großklaus 1990):

$$BMI = \frac{Gewicht\ [in\ kg]}{(Größe\ [in\ m])^2}$$

Der akzeptable Gewichtsbereich liegt für Männer bei einem BMI von 20-25, für Frauen von 19-24.

Tabelle 1: Richtwerte für die Energiezufuhr (nach DGE 1991)								
Alter	**kcal/Tag**		**MJ/Tag**		**kcal/kg**		**kJ/kg**	
	m	w	m	w	m	w	m	w
Säuglinge								
0 bis unter 4 Monate	550		2,3		112		470	
4 bis unter 12 Monate	800		3,3		95		400	
Kinder								
1 bis unter 4 Jahre	1300		5,4		102		430	
4 bis unter 7 Jahre	1800		7,5		90		380	
7 bis unter 10 Jahre	2000		8,4		73		300	
10 bis unter 13 Jahre	2250	2150	9,4	9,0	61	54	260	230
13 bis unter 15 Jahre	2500	2300	10,5	9,6	53	46	220	190
Jugendliche und Erwachsene (1)								
15 bis unter 19 Jahre	3000	2400	12,5	10,0				
19 bis unter 25 Jahre	2600	2200	11,0	9,0				
25 bis unter 51 Jahre	2400	2000	10,0	8,5				
51 bis unter 65 Jahre	2200	1800	9,0	7,5				
65 Jahre und älter	1900	1700	8,0	7,0				
Schwangere ab 4. Monat	+300		+1,2					
Stillende	bis +650		bis +2,7					

(1)
Die Werte gelten für Personen mit vorwiegend sitzender Tätigkeit (Leichtarbeiter).
Für andere Berufsschweregruppen sind folgende Zuschläge erforderlich:
Mittelschwerarbeiter: 2,5 MJ (600 kcal), Schwerarbeiter: 5,0 MJ (1200 kcal),
Schwerstarbeiter: 6,7 MJ (1600 kcal)

In der Praxis ist die *Berechnung nach Broca* einfacher:

Sollgewicht [in kg] =
Körpergröße [in cm] - 100

Bei Männern liegt das akzeptable Gewicht im Bereich von -10% bis +10% vom Sollgewicht, bei Frauen im Bereich von -15% bis +10% vom Sollgewicht.

Kohlenhydrate

Kohlenhydrate sind Nährstoffe, die von Pflanzen durch Photosynthese gebildet werden. In geringen Mengen kommen sie auch im tierischen Organismus vor. Kohlenhydrate sind die wichtigsten Energielieferanten mit einem Energiegehalt von 17 kJ (4,1 kcal) pro Gramm.

Es gibt verschiedene Kohlenhydratgruppen:

- Monosaccharide wie Glucose (Traubenzucker) und Fructose (Fruchtzucker)
- Disaccharide wie Saccharose (Rohr- oder Rübenzucker [Haushaltszucker]), Maltose (Malzzucker) oder Lactose (Milchzucker)
- Polysaccharide wie die Stärke oder der Ballaststoff Cellulose.

Für eine vollwertige Ernährung ist der Verzehr von Mono- und Disacchariden auf max. 10% der täglichen Energiezufuhr zu beschränken, da Zucker und zukkerhaltige Lebensmittel keine bzw. nur wenig essentielle Nährstoffe oder Ballaststoffe enthalten, kariogen wirken und zur Überernährung beitragen können (DGE 1991). Demgegenüber sind die wichtigen Polysaccharide (»komplexe Kohlenhydrate«), also die Stärke, für eine vollwertige Ernährung ideal geeignet. Stärkehaltige Lebensmittel, wie Getreideprodukte, Kartoffeln oder Hülsenfrüchte, sind reich an Vitaminen, Mineralstoffen und Ballaststoffen und liefern auch pflanzliches Eiweiß und Fett und sättigen anhaltend.

Fett

Nahrungsfette sind als Triglyceride aufgebaut. Sie sind konzentrierte Energielieferanten mit einem Energiegehalt von 38 kJ (9,3 kcal) - dieser ist doppelt so hoch wie bei Kohlenhydraten und Eiweiß. Hoher Fettkonsum trägt wesentlich zur Entstehung von Übergewicht und ernährungsabhängigen Gesundheitsstörungen bei. Allerdings sind Fette auch Träger fettlöslicher Vitamine und liefern Fettsäuren, die zum Aufbau von Hormonen oder Zellmembranen benötigt werden.

Fette werden durch die Verdauung in Glycerin und Fettsäuren gespalten. Die Fettsäuren haben je nach Aufbau unterschiedliche Bedeutung. Man unterscheidet:

- Gesättigte Fettsäuren, die überwiegend in tierischen Lebensmitteln vorkommen

■ Einfach- und mehrfach ungesättigte Fettsäuren, die vor allem in Pflanzenölen und -fetten enthalten sind.

Gesättigte und einfach ungesättigte Fettsäuren können vom Körper selbst aufgebaut werden. Die *»essentiellen«* mehrfach ungesättigten Fettsäuren können vom Körper nicht synthetisiert werden und müssen mit der Nahrung zugeführt werden. Man unterscheidet hier die vor allem in Pflanzenölen vorkommenden *n-6-Fettsäuren*, wie Linolsäure oder Arachidonsäure und die vor allem in Fettfischen enthaltenen *n-3-Fettsäuren*, wie die Eicosapentaensäure.

Die *Cholesterinkonzentration* im Blut als heute für wichtig erachteter Risikofaktor für Herz-Kreislauf-Erkrankungen kann durch die Fettmenge und das Verhältnis zwischen gesättigten und ungesättigten Fettsäuren in der Nahrung beeinflußt werden. Gesättigte Fettsäuren heben die Cholesterinwerte im Blut an, einfach und besonders mehrfach ungesättigte Fettsäuren senken sie. *Nahrungscholesterin* erhöht im Vergleich zu den gesättigten Fettsäuren die Cholesterinkonzentration weniger. Dennoch ist auf die Cholesterinzufuhr mit der Nahrung zu achten (DGE 1991).

Eiweiß

Nahrungseiweiß (Protein) versorgt den Organismus mit *Aminosäuren*, die zum Aufbau körpereigener Proteine und vieler Wirkstoffe benötigt werden. Proteine sind für den Aufbau, Umbau und Erhalt von Körpersubstanz, für die Steuerung verschiedenster Stoffwechselvorgänge, die Aufrechterhaltung von Stoffkonzentrationen und die Regulation des Wasserhaushalts mitverantwortlich. Proteine haben einen Energiegehalt von 17 kJ (4,1 kcal). Je geeigneter die Aminosäurenzusammensetzung eines Proteins für den Menschen ist, desto höher ist seine biologische Wertigkeit. Die sog. *essentiellen Aminosäuren* können vom Organismus nicht synthetisiert werden und müssen mit der Nahrung zugeführt werden.

Tierische Proteine haben meist eine höhere biologische Wertigkeit als pflanzliche. Da pflanzliche Lebensmittel jedoch in der Regel energie- und fettärmer sind, zudem reich an Vitaminen, Mineralstoffen und Ballaststoffen, sollte die Zufuhr tierischer, proteinreicher Lebensmittel, wie Wurst, Fleisch oder fetter Käse, zugunsten kohlenhydratreicher Lebensmittel, wie Getreideprodukte, Gemüse oder Obst, beschränkt werden.

Wasser

Beim Erwachsenen besteht der Körper zu 50 bis 60%, beim Säugling zu 70% aus Wasser. Wassermangel führt rasch zu schwerwiegenden Schäden. Bereits nach zwei bis vier Tagen können harnpflichtige Substanzen nicht mehr ausgeschieden werden. Es kommt zu Bluteindickung und Kreislaufversagen. Der Organismus von Kindern und Erwachsenen benötigt täglich 1,5 bis 2,5 l Wasser, Säuglinge brauchen 0,7 bis 0,9 Liter. Abhängig vom Alter sollten Kinder davon etwa 1 bis 1,3 l, Jugendliche und Ewachsene bis zu 1,5 l durch Getränke aufnehmen (DGE 1991). Bei hohen Temperaturen, anstrengender körperlicher Arbeit, Sport, aber auch bei Fieber, Durchfall oder Erbrechen ist der Wasserbedarf erhöht.

Alkohol

Alkohol ist mit 30 kJ (7,2 kcal) pro Gramm ein beträchtlicher Energieliefe rant. Dazu birgt ein hoher Alkoholkonsum gesundheitliche Gefahren. Bei einem täglichen Akoholkonsum von mehr als 20g bei Frauen und 40 g bei Männern besteht die Gefahr von Leberschäden und anderen Gesundheitsstörungen. Zudem besteht die Gefahr der Abhängigkeit.

....

Die Mikronährstoffe

Vitamine

Vitamine sind lebensnotwendige Nährstoffe mit zahlreichen Funktionen im Organismus. Sie sind an zahlreichen Stoffwechselprozessen beteiligt und müssen mit der Nahrung zugeführt werden.

Man unterscheidet die *fettlöslichen Vitamine A, D, E* und *K* von den *wasserlöslichen Vitaminen* B_1, B_2, B_6 B_{12} *Folsäure, Niacin, Pantothensäure, Biotin* und *Vitamin C*. In den Lebensmitteln kommen auch Vorstufen der Vitamine vor, wie *ß-Carotin* als Vorstufe von Vitamin A.

Bei unzureichender Vitaminversorgung kann es zu Leistungsabfall und anderen Gesundheitsstörungen, im Extremfall zu krankhaften Mangelerscheinungen kommen.

Die sogenannten »*antioxidativen*« *Vitamine* C, E und das Provitamin ß-Carotin sind in der Lage, Schädigungen von Zellen, Zellbestandteilen oder auch Lipoproteinen durch Radikale oder aggressive Sauerstoffverbindungen zu verhindern. Ihnen wird daher eine Bedeutung bei der Prävention zahlreicher Erkrankungen, vor allem von Herz-Kreislauf-Erkrankungen und Krebs zugemessen.

In der Tabelle 2 sind die Vitamine, wichtige Funktionen und ihr Vorkommen dargestellt.

Mineralstoffe und Spurenelemente

Mineralstoffe sind anorganische, lebensnotwendige Elemente, die vom Menschen in größeren Mengen benötigt werden. Sie liefern keine Nahrungsenergie.

Mineralstoffe sind *Kalium, Natrium, Chlorid, Calcium, Magnesium* und *Phos-*

Tabelle 2: Fett- und wasserlösliche Vitamine mit ihren wichtigsten Funktionen und Quellen (nach Oberritter, 1993)

Name:	Wichtig für:	Lieferanten:
Vitamin A (und Beta-Carotin)	Wachstum, Haut, Sehvorgang	Karotten, Spinat, Grünkohl, Rinderleber, Eigelb, Butter
Vitamin D	Kalziumeinbau	Fisch, Champignon, Kalbfleisch, Lebertran
Vitamin E	Funktion der Blutgefäße, Muskeln, Fortpflanzungsorgane	Weizenkeime, Sojabohnen, Weizenkeim-, Soja- und Sonnenblumenöl
Vitamin K	Blutgerinnung	Grüngemüse (Brokkoli, andere Kohlsorten, Spinat), Leber, Fleisch, Milch und Milchprodukte
Vitamin B_1	Steuerfunktion des Stoffwechsels, Nervensystem, Herz	Vollkornerzeugnisse, Leber, Hülsenfrüchte, Kartoffeln
Vitamin B_2	Sauerstofftransport, Eiweißstoffwechsel, Haut	Milch und Milchprodukte, Fleisch, Vollkornerzeugnisse, Seefisch
Niacin (Nicotinsäure)	Auf- und Abbau von Fetten, Eiweiß und KH	Fleisch, Fisch, Getreide, verschiedene Nüsse
Vitamin B_6	Eiweißstoffwechsel, Blutbildung	Fleisch, Fisch, Vollkornerzeugnisse, Hülsenfrüchte, grüne Bohnen, Kohl, Weizenkeimlinge, Kartoffeln
Folsäure	Zellteilung, Zellneubildung	Weizenkeimlinge, Sojabohnen, Grüngemüse, Vollkornerzeugnisse, Kartoffeln, Fleisch sowie Milch und Milchprodukte
Panthothensäure	KH-, Fett-, Eiweißstoffwechsel	Fleisch, Fisch, Milch und Milchprodukte, Vollkornerzeugnisse, Hülsenfrüchte
Biotin	Hautfunktion, Aufbau von Fettsäuren und KH	Leber, Niere, Eigelb und Sojabohnen
Vitamin B_{12}	Blutbildung	Fisch, Eier, Milch und Käse
Vitamin C	Eisenverwertung, Aufbau von Bindegewebe, Abwehr von Infektionen	Zitrusfrüchte, Kiwi, schwarze Johannisbeere, Paprika, Kartoffeln

Folgelieferung November '95

phor. Sie sind u.a. für die Funktionen von Muskeln und Nerven notwendig, aber auch als Bau- und Gerüstsubstanzen.

Spurenelemente sind ebenfalls essentielle anorganische Elemente. Sie werden vom Organismus jedoch nur in kleinsten Mengen (Spuren) benötigt.

Wichtige Spurenelemente sind *Eisen, Jod, Kupfer, Chrom, Molybdän, Fluor, Zink, Mangan, Kobalt* und *Selen*. Bei einigen anderen Elementen wird zur Zeit diskutiert, ob sie zu den Spurenelementen zu rechnen sind.

Neben der Beteiligung an der Regulation des Wasserhaushalts und der Auf-

Tabelle 3: Die wichtigsten Mineralstoffe und Spurenelemente (nach Oberritter, 1993)

Name:	Wichtig für:	Lieferanten:
Kalium	Gewebespannung, Muskelfunktion	Obst, Gemüse, Kartoffeln
Kalzium	Festigkeit von Knochen und Zähnen, Nerven- und Muskelfunktion	Milch und Milchprodukte
Phosphor	Knochen, Zähne, Energiestoffwechsel	Fleisch und Fleischprodukte
Magnesium	Aktivierung zahlreicher Enzyme, Nerven- und Muskelfunktionen	Vollkornerzeugnisse, Milch und Milchprodukte, Fleisch, Fisch, Gemüse, Obst
Eisen	Blutbildung, Sauerstofftransport	Fleisch, Gemüse, Hülsenfrüchte, Vollkornerzeugnisse **Tip:** Vitamin C verbessert die Eisenaufnahme.
Jod	Bestandteil der Schilddrüsenhormone	Seefisch und Meeresfrüchte. In geringen Mengen auch in Milch und Ei **Tip:** Verwenden Sie jodiertes Kochsalz und damit hergestellte Produkte.
Natrium und Chlorid	Gewebespannung, Muskelfunktion	Unser Kochsalz besteht aus Natrium und Chlorid. Damit sollten Sie generell eher sparsam umgehen. **Vorsicht:** Speck, Schinken, Wurst, Käse, Fischkonserven und viele Fertiggerichte sind stark gesalzen.

7

rechterhaltung notwendiger Stoffkonzentrationen im Körper sind Mineralstoffe und Spurenelemente an zahlreichen Stoffwechselprozessen beteiligt und dienen als Baustoffe, z.B. des Knochens, der Muskeln oder des Hämoglobins.

Tabelle 3 zeigt, welche Nahrungsmittel die wichtigsten Mineralstoffe und Spurenelemente enthalten und welche wichtige Funktionen diese haben.

Empfehlungen für die Nährstoffzufuhr

In den Empfehlungen für die Nährstoffzufuhr der DGE (1991) sind für die einzelnen Nährstoffe *Empfehlungen für die tägliche Nährstoffzufuhr* für bestimmte Bevölkerungsgruppen dargestellt. Bei einigen Nährstoffen kann der Bedarf noch nicht mit wünschenswerter Genauigkeit bestimmt werden. In diesen Fällen werden *Schätzwerte* angegeben, die zwar experimentell gestützt, aber noch nicht genügend abgesichert sind.

Diese Empfehlungen sind für die Planung einer bedarfsdeckenden Ernährung und als Bezugswerte für die Beurteilung der Nährstoffversorgung in verschiedenen *Bevölkerungsgruppen* geeignet. Sie sind jedoch aufgrund starker individueller Unterschiede kein Kriterium zur Beurteilung des Versorgungszustandes von *Einzelpersonen*. Für eine vollwertige Ernährung genügt es, wenn die durchschnittliche Nährstoffversorgung über

den Zeitraum einer Woche der empfohlenen Zufuhr entspricht.

Die Tabellen 4, 5 und 6 geben eine Übersicht über aktuelle Empfehlungen und Schätzwerte.

....

Andere Nahrungsbestandteile

Ballaststoffe

Ballaststoffe sind Bestandteile pflanzlicher Lebensmittel, die im Verdauungstrakt nicht oder nicht vollständig abgebaut werden. Dazu gehören Pektine, Cellulose, Hemicellulosen und Lignin, die als Stütz- und Strukturelemente der Pflanzenwand dienen. In Samen und Algen sind die sogenannten Quellstoffe (z.B. Schleime und Gummen) enthalten. Wesentliches Unterscheidungsmerkmal ist die Wasserlöslichkeit. Lösliche Ballaststoffe, wie z.B. Pektine, Guar (Guarbohne), Carrageen und Agar-Agar (Rotalgen), können Wasser bis zum 100fachen ihres Eigengewichtes binden. Cellulose und Hemicellulosen sind unlösliche Ballaststoffe, die nur in geringem Umfang Wasser binden können, während Lignin als Bestandteil der verholzten Gewebe kein Wasser mehr aufnehmen kann.

Ballaststoffe sättigen gut, liefern kaum Energie, bewirken eine geregelte Verdauung, binden und scheiden Gift- und Schadstoffe aus und bilden den

Folgelieferung November '95

Tabelle 4: Empfohlene Nährstoffzufuhr pro Tag (nach DGE 1991)

Alter	Protein g/kg[1]		Protein g		ess. Fett-säuren % der Energie	Calcium mg		Magnesium mg		Eisen mg		Jod µg	Zink mg	
	m	w	m	w		m	w	m	w	m	w[4]		m	w
Säuglinge														
0 bis unter 4 Monate	2,2		11		4,5	500		40		6 [5][6]		50		5
4 bis unter 12 Monate	1,6		13		3,8	500		60		8		80		5
Kinder														
1 bis unter 4 Jahre	1,2		16		3,5	600		80		8		100		7
4 bis unter 7 Jahre	1,1		21		3,5	700		120		8		120		10
7 bis unter 10 Jahre	1,0		17		3,5	800		170		10		140		11
10 bis unter 13 Jahre	1,0		38	39	3,5	900		230	250	12	15	180	12	12
13 bis unter 15 Jahre	1,0		51	50	3,5	1000		310	310	12	15	200	15	12
Jugendliche und Erwachsene														
15 bis unter 19 Jahre	0,9	0,8	60	47	3,5	1200		400	350	12	15	200	15	12
19 bis unter 25 Jahre	0,8		60	48	3,5	1000		350	300	10	15	200	15	12
25 bis unter 51 Jahre	0,8		59	48	3,5	900		350	300	10	15	200	15	12
51 bis unter 65 Jahre	0,8		55	48	3,5	800		350	300	10	10	180	15	12
65 Jahre und älter	0,8		55	47	3,5	800		350	300	10	10	180	15	12
Schwangere	58 [2][3]		58 [2]		3,5	1200		300		30		230	15 [2]	
Stillende	63 [3]		63		3,5	1300 [2]		375		20 [7]		260	22	

[1] g/kg Sollgewicht und Tag
[2] Ab 4. Monat der Schwangerschaft
[3] g/Tag
[4] Nichtmenstruierende Frauen, die nicht schwanger sind oder stillen: 10mg
[5] Ausgenommen Unreifgeborene
[6] Ein Eisenbedarf besteht infolge der dem Neugeborenen von der Plazenta als Hb-Eisen mit-gegebenen Eisenmenge erst ab dem 4. Monat
[7] Zum Ausgleich der Verluste während der Schwangerschaft

Tabelle 5: Empfohlene Nährstoffzufuhr pro Tag (nach DGE 1991)

Alter	Vit. A mg RÄ[1]		Vit. D µg	Vit. E mg TÄ[2]	Vit. K µg		Thiamin mg		Riboflavin mg		Niacin mg NÄ[3]		Vit. B_6 mg		Folsäure µg		Vit. B_{12} µg	Vit. C mg
	m	w			m	w	m	w	m	w	m	w	m	w	[11]	[12]		
Säuglinge																		
0 bis unter 4 Monate	0,5		10	3	5		0,3		0,3		5		0,3		–	40	0,5	40
4 bis unter 12 Monate	0,6		10	4	10		0,4		0,5		6		0,6		80	40	0,8	50
Kinder																		
1 bis unter 4 Jahre	0,6		5	6	15		0,7		0,8		9		0,9		120	60	1,0	55
4 bis unter 7 Jahre	0,7		5	8	20		1,0		1,1		12		1,2		160	80	1,5	60
7 bis unter 10 Jahre	0,8		5	9	30		1,1		1,2		13		1,4		200	100	1,8	65
10 bis unter 13 Jahre	0,9	0,9	5	10	40	40	1,2	1,2	1,4	1,3	15	14	1,6	1,5	240	120	2,0	70
13 bis unter 15 Jahre	1,1	1,0	5	12	50	50	1,4	1,2	1,5	1,4	17	15	1,8	1,6	300	150	3,0	75
Jugendliche und Erwachsene																		
15 bis unter 19 Jahre	1,1	0,9	5	12	70	60	1,6	1,3	1,8	1,7	20	16	2,1	1,8	300	150	3,0	75
19 bis unter 25 Jahre	1,0	0,8	5	12	70	60	1,4	1,2	1,7	1,5	18	15	1,8	1,6	300	150	3,0	75
25 bis unter 51 Jahre	1,0	0,8	5	12	80	65	1,3	1,1	1,7	1,5	18	15	1,8	1,6	300	150	3,0	75
51 bis unter 65 Jahre	1,0	0,8	5	12	80	65	1,3	1,1	1,7	1,5	18	15	1,8	1,6	300	150	3,0	75
65 Jahre und älter	1,0	0,8	5	12	80	65	1,3	1,1	1,7	1,5	18	15	1,8	1,6	300	150	3,0	75
Schwangere	1,1[2]		10[2]	14 [2]	65[2]		1,5[2]		1,8[2]		17,2[2]		2,6[2]		600	300	3,5 [13]	100[2]
Stillende	1,8[4]		10	17 [15]	65		1,7		2,3		20		2,2		450	225	4,0 [16]	125[17]

[8] 1 mg Retinol-Äquivalent = 6 mg all-trans-β-Carotin = 12 mg andere Provitamin-A-Carotinoide = 1,15 mg all-trans-Retinylacetat = 1,83 mg alltrans-Retinylpalmitat

[9] 1 mg RRR-α-Tocopherol-Äquivalent = 1,1 mg RRR-α-Tocopherylacetat = 2 mg RRR-β-Tocopherol = 4 mg RRR-γ-Tocopherol = 100 mg RRR-δ-Tocopherol = 3,3 mg RRR-α-Tocotrienol = 1,49 mg all-rac-α-Tocopherylacetat

[10] 1mg Niacin-Äquivalent = 60 mg Tryptophan

[11] Berechnet auf »Gesamtfolat« (Summe folatwirksamer Verbindungen in üblicher Nahrung)

[12] Folat-Äquivalente bzw. frei Folsäure (Pteroyl-monoglutamat)

[13] Insbesondere zur Erhaltung der Nährstoffdichte

[14] Ca. 120µg Retinol-Äquivalente Zulage pro 100 g sezernierte Milch

[15] Ca. 0,5µg RRR-α-Tocopherol-Äquivalente Zulage pro 100 g sezernierte Milch

[16] Ca. 0,13µg Vitamin B_{12}-Zulage pro 100 g sezernierte Milch

[17] Ca. 6mg Vitamin C-Zulage pro 100 g sezernierte Milch

Tabelle 6: Schätzwerte für eine angemessene Zufuhr (nach DGE 1991).

Alter	Kupfer	Mangan	Selen	Chrom	Moly-bdän	Biotin	Pan-tothen-säure
	mg/Tag	mg/Tag	µg/Tag	µg/Tag	µg/Tag	µg/Tag	mg/Tag
Säuglinge							
0 bis unter 4 Monate	0,4 - 0,6	0,3 - 0,6	5 - 15	10 - 40	15 - 30	10	2
4 bis unter 12 Monate	0,6 - 0,7	0,6 - 1,0	5 - 30	20 - 60	20 - 40	15	3
Kinder							
1 bis unter 4 Jahre	0,7 - 1,0	1,0 - 1,5	10 - 50	20 - 80	25 - 50	20	4
4 bis unter 7 Jahre	1,0 - 1,5	1,5 - 2,0	15 - 70	30 - 120	30 - 75	25	4
7 bis unter 10 Jahre	1,0 - 2,0	2,0 - 3,0	15 - 80	50 - 200	50 - 150	30	5
über 10 Jahre	1,5 - 2,5	2,0 - 5,0	20 - 100	50 - 200	75 - 250	30 - 100	5
Jugendliche und Erwachsene	1,5 - 3,0	2,0 - 5,0	20 - 100	50 - 200	75 - 250	30 - 100	6

Nährboden für eine gesunde Darmflora. Es wird empfohlen, täglich mindestens 30 Gramm Ballaststoffe aufzunehmen (DGE 1991).

Bioaktive sekundäre Pflanzenstoffe

Unter den Begriff bioaktive, sekundäre Pflanzenstoffe fallen mehrere tausend Substanzen, die sich aufgrund ihrer chemischen Struktur in neun Gruppen einteilen lassen: Carotinoide, Saponine, Glucosinolate, Polyphenole, Protease-Inhibitoren, Terpene, Phytosterine, Phytoöstrogene und Sulfide. Andere Stoffe, wie die Phytinsäure, lassen sich keiner dieser Gruppen zuordnen. Im Gegensatz zu den primären Pflanzenstoffen, wie den Hauptnährstoffen, haben sekundäre Pflanzenstoffe keine Nährstoffeigenschaften. Sie können jedoch gesundheitfördernde Eigenschaften aufweisen, da sie antimikrobiell, antioxidativ und stoffwechselregulierend wirken und die Immunreaktionen fördern können. Damit wird den bioaktiven sekundären Pflanzenstoffen eine präventive Wirkung gegenüber der Entstehung von Krankheiten zugewiesen (WATZL, LEITZMANN, 1995). Als bedeutendste gesundheitsfördernde Eigenschaft wird ihr Schutz vor der Entstehung vor Herz-Kreislauf-Erkrankungen, besonders aber auch vor Krebs untersucht. Als »Blocking agents« verringern beispielsweise Flavonoide die Aktivität der Phase-I-Enzyme in der Leber und verhindern damit die Umwandlung eines inaktiven zum aktiven Karzinogen. Als »Suppressing agent« können sie das Wachstum DNA-geschädigter Zellen verhindern.

Bioaktive sekundäre Pflanzenstoffe kommen vor allem in Obst und Gemüse vor. Epidemiologische Studien zeigen auf, daß ein hoher Gesamtgemüseverzehr das Auftreten von Krebs in Lunge, Magen und oberem Gastrointestinaltrakt verringert und auch der Entstehung von Brustkrebs vorbeugt (ZIEGLER, 1991). Entscheidend ist die Gesamtgemüsezufuhr. Die DGE empfiehlt, zwei Drittel der täglichen Nahrungsenergie aus pflanzlichen Lebensmitteln aufzunehmen, das National Cancer Institute der USA rät, täglich vier bis fünf Portionen Obst und Gemüse zu verzehren.

....

Verzehrsempfehlungen für die Praxis

Es besteht wissenschaftlicher Konsens, daß eine kohlenhydratbetonte, ballaststoffreiche und fettarme Ernährung ideal ist. Sie dient einer ausreichenden Nährstoffzufuhr, erhält die Gesundheit und beugt ernährungsabhängigen Erkrankungen vor. Getreide, Getreideprodukte, Gemüse, Salate, Kartoffeln und Obst können reichlich genossen werden, ergänzt um fettarme Milch und Milchprodukte, Fisch und gelegentlich mageres Fleisch und fettarme Wurst. Die DGE empiehlt Erwachsenen, die tägliche Nahrungsenergie wie folgt aufzunehmen (DGE 1995):

Kohlenhydrate:	55-65%
Fett:	25-30%
Protein:	10-15%

Nachfolgend sind die Prinzipien einer bedarfgerechten Ernährung zusammengefaßt (DGE 1989):

Zehn Regeln für eine vollwertige Ernährung der DGE

1. Vielseitig aber nicht zuviel
Abwechslungsreiches Essen schmeckt und ist vollwertig.

Je vielfältiger und sorgfältiger Sie Ihren Speiseplan zusammenstellen, desto leichter läßt sich eine mangelhafte Versorgung mit lebensnotwendigen Nährstoffen oder eine Belastung durch unerwünschte Stoffe in der Ernährung vermeiden. Und was die Nahrungsmenge bzw. die Joule oder Kalorien betrifft: Essen Sie gerade so viel, daß Sie kein Über- oder Untergewicht bekommen. Das erstrebenswerte Sollgewicht entspricht etwa dem Wert »Körpergröße in cm minus 100 = Gewicht in kg«. Wiegen Sie sich regelmäßig.

Der *Ernährungskreis* der DGE dient als Orientierung für die Lebensmittelauswahl in der Praxis. Er teilt die Lebensmittel in sieben Gruppen ein. Die Segmentgröße ist keine exakte Quantifizierung, sondern symbolisiert lediglich die Bedeutung der Gruppen für eine vollwertige Ernährung. Wenn Sie Ihre Lebensmittel in der richtigen Menge aus allen sieben Gruppen, aber bevorzugt aus den Gruppen 1 bis 5, auswählen und auf Frische und Abwechslung achten, ernähren Sie sich vollwertig.

Folgelieferung November '95

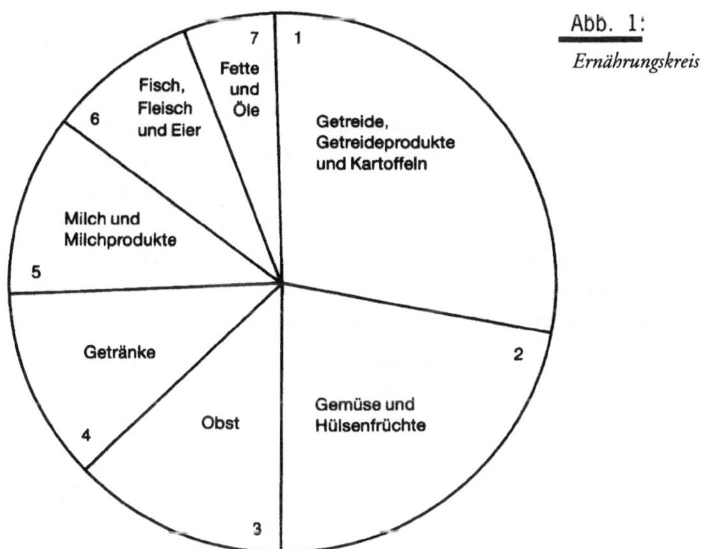

Abb. 1:

Ernährungskreis

2. Wenig Fett und fettreiche Lebensmittel

Denn zuviel Fett macht fett. Fett liefert doppelt so viele Joule bzw. Kalorien wie die gleiche Menge an Kohlenhydraten oder Eiweiß. Übergewicht und viele Krankheiten können die Folge zu fettreicher Ernährung sein. Reduzieren Sie den Verzehr von Streichfett und bevorzugen Sie fettarme Zubereitungsarten. Achten Sie nicht nur auf sichtbare Fette, sondern insbesondere auch auf die »unsichtbaren« Fette, z.B. in Wurst, Käse, Eiern, Sahne, Nüssen, Kuchen und Schokolade.

3. Würzig, aber nicht salzig

Kräuter und Gewürze unterstreichen den Eigengeschmack der Speisen.

Zuviel Salz übertönt hingegen viele Geschmackseindrücke und kann zur Entstehung von Bluthochdruck beitragen. Bevorzugen Sie deshalb Kräuter und Gewürze. Wenn Sie dennoch nicht auf Salz verzichten können, verwenden Sie Jodsalz, um dem weitverbreiteten Jodmangel vorzubeugen.

4. Wenig Süßes

Zu süß kann schädlich sein.

Zucker und Süßigkeiten können Karies verursachen. Bei zu hoher Zufuhr von Zucker speichert der Körper überschüssige Energie in Form von Fettpolstern. Zudem werden bei hohem Zuckerkonsum nährstoff- und ballaststoffreiche Lebensmittel vom Speiseplan ver-

13

drängt. Genießen Sie Süßes zwar ohne Reue, aber nur selten und in kleinen Mengen.

5. Viel Vollkornprodukte
Sie liefern wichtige Nährstoffe und Ballaststoffe.

Vollkornprodukte, z.B. Vollkornbrot, Naturreis, Getreidegerichte, Vollkornnudeln, Haferflocken oder Müsli enthalten günstige Kohlenhydrate. Neben den für die Verdauung wichtigen Ballaststoffen liefern Sie zusätzlich Vitamine, Mineralstoffe und Spurenelemente.

6. Reichlich Gemüse, Kartoffeln und Obst
Diese Lebensmittel gehören in den Mittelpunkt der Ernährung.

Essen Sie täglich Frischkost in Form von frischem Obst, Rohkost und Salaten, aber auch Gemüse und Kartoffeln. Wählen Sie auch öfter Hülsenfrüchte. Mit diesen Lebensmitteln erhalten Sie Vitamine, Mineralstoffe, Spurenelemente und Ballaststoffe.

7. Wenig tierisches Eiweiß
Pflanzliches Eiweiß ist so wichtig wie tierisches Eiweiß.

Pflanzliches Eiweiß in Kartoffeln, Hüldenfrüchten und Getreide ist günstig für eine vollwertige Ernährung. Auch Milch, fettarme Milchprodukte und vor allem Fische sind wertvolle Eiweißlieferanten. Es empfiehlt sich, den Verzehr weiterer tierischer Eiweißlieferanten, wie fettem Fleisch, Wurst und Eiern, die relativ viel Fett, Cholesterin und Purine enthalten, zugunsten von Fisch und fleischlosen Speisen auf weniger Mahlzeiten pro Woche zu verringern.

8. Trinken mit Verstand
Ihr Körper braucht Wasser, aber keinen Alkohol.

Mindestens 1,5 bis 2 Liter Wasser pro Tag benötigt Ihr Körper. Löschen Sie Ihren Durst mit Wasser bzw. Mineralwasser, Gemüsesäften, ungesüßtem Früchtetee und verdünnten Obstsäften, in Maßen auch mit ungesüßtem schwarzen Tee oder Kaffee. Dagegen benötigt Ihr Körper nicht einen Tropfen Alkohol. In größeren Mengen schadet Alkohol Ihrer Figur und Ihrer Leber und macht abhängig. Trinken Sie alkoholische Getränke daher allenfalls zum gelegentlichen Genuß, aber nicht als alltäglichen Durstlöscher.

9. Öfter kleine Mahlzeiten
Das bringt Sie in Schwung und mindert Leistungstiefs.

Essen Sie anstatt der üblichen drei Hauptmahlzeiten besser fünf kleinere Mahlzeiten. Große Mahlzeiten belasten die Verdauungsorgane und machen müde.

10. Schmackhaft und schonend zubereiten

Garen Sie kurz, mit wenig Wasser und wenig Fett.

Durch zu lange Lagerung, falsche Vorbereitung, zu langes Kochen, Wiederaufwärmen und durch die Verwendung von zuviel Wasser beim Garen werden viele lebensnotwendige Nährstoffe zerstört und ausgelaugt. Garen Sie deshalb so kurz wie möglich und verwenden Sie dazu wenig Wasser oder Fett. So bleiben die Nährstoffe und der Eigengeschmack der Speisen erhalten.

Einige alternative Kostformen, wie die lacto- und ovo-lacto-vegetarische Ernährung oder die Vollwert-Ernährung sind nach diesen Kriterien durchaus als Dauerernährung akzeptabel. Positive Ansätze bei weiteren alternativen Kostformen sind ein reichlicher Verzehr von Getreide und Getreideprodukten, v.a. aus Vollkorn, ein reichlicher Konsum von Gemüse und Obst, bevorzugt roh und ein eigeschränkter Konsum von Fleisch, Fleischwaren, Salz, Zucker und Alkohol. Bei anderen (beispielsweise bei der veganen Kost, der Schnitzer Intensiv-Kost, der Makrobiotik oder den verschiedenen Rohkostvarianten) ist die Sicherstellung einer vollwertigen Ernährung und der Einfluß einer möglichen Nährstoffunterversorgung bei längerem Befolgen kritisch zu prüfen (DGE 1988).

Dietary Guidelines der USA

In den USA gibt es ähnliche Empfehlungen (United States Department of Agriculture 1990), die in sieben »Guidelines« zusammengefaßt sind:
— Eat a Variety of Foods
— Maintain healthy Weight
— Choose a diet low in fat, saturated fat and cholestrol
— Choose a diet with plenty of vegetables, fruits and grain products
— Use sugar only in moderation
— Use salt and sodium only in moderation
— If you drink alcoholic beverages, do so in moderation.

....

Literatur

Deutsche Gesellschaft für Ernährung 1988: *Infothek »Alternative Kostformen«*

Deutsche Gesellschaft für Ernährung 1989: *10 Regeln für eine Vollwertige Ernährung, Überarbeitung 1995*

Deutsche Gesellschaft für Ernährung 1991: *Empfehlungen für die Nährstoffzufuhr, 5. Überarbeitung 1991, Umschau Verlag, Frankfurt/ Main*

Deutsche Gesellschaft für Ernährung 1992: *Ernährungsbericht 1992, 16-29, Druckerei Henrich, Frankfurt/Main*

Grossklaus R. 1990: *Definition, Klassifikation und Prävalenz des Übergewichts, Ernährungs-Umschau 37 Heft 1, 275-282, 1990*

OBERRITTER H. 1993: *Gesund abnehmen, Wort&Bild Verlag, Baierbrunn*

U.S. DEPARTMENT OF AGRICULTURE UND U.S. DEPARTMENT OF HEALTH AND HUMAN SERVICES 1990, *Dietary Guidelines for Americans, Third Edition 1990*

WATZL B. und C. LEITZMANN 1995: *Bioaktive Substanzen in Lebensmitteln, Hippokrates Verlag, Stuttgart*

ZIEGLER, R.G. 1991: *Vegetables fruits and carotenoides and the risc of cancer. Am. J. Clin. Nutr. 53, 251S - 259S, 1991*

Sektion 08, Phytotherapie

EDITOREN: F.H. KEMPER UND B. UEHLEKE

Gutachten zum Stand des Nachweises der Wirksamkeit von Weißdornextrakten

STEFAN LANGE

Einführung

Zur Beurteilung der Wirksamkeit von Weißdornextrakten liegen insgesamt 16 Studien vor. Davon beschäftigt sich die Mehrzahl mit dem Indikationsgebiet »Nachlassende Leistungsfähigkeit des Herzens« (entsprechend den Stadien I bis II der New York Heart Association, NYHA). Die Patienten-Charakteristika sind in diesen Studien sehr ähnlich, so daß im folgenden bei der Beschreibung der Studien nicht näher darauf eingegangen wird. Zwei Arbeiten (HANAK und BRÜCKEL 1983, WEILIANG et al. 1984) befassen sich mit der Indikation »Angina pectoris«. Letztere wird am Ende gesondert besprochen.

Die 14 Studien zur Herzinsuffizienz sowie die Arbeit von HANAK und BRÜCKEL lassen sich weiter grob in solche unterteilen, bei denen Extrakte verwendet wurden, die auf 5% und weniger oligomere Procyanidine (OPC), auf 18,75% OPC oder auf 2,2% Flavonoide eingestellt wurden. Nur die beiden letztgenannten entsprechen den in der 1994 veröffentlichten Positiv-Monographie des (ehemaligen) Bundesgesundheitsamtes genannten Anforderungen an den Wirkstoffgehalt von Weißdornextrakten (Weißdornblätter mit Blüten). Bei vier Arbeiten (LANG 1991, KÜMMELL et al. 1982, EICHSTÄDT et al. 1989, WEIKL und NOH 1992) wurde keine Kontrollgruppe mitgeführt. Unkontrollierte Studien lassen in der hier zu prüfenden Indikation grundsätzlich keine Aussagen über Therapieeffekte zu und werden im folgenden nicht weiter besprochen. Die restlichen elf Arbeiten werden entsprechend dem klinischen Beitrag getrennt nach den verschiedenen Deklarationen diskutiert.

Weißdornextrakte, eingestellt auf 5% oder weniger oligomere Procyanidine (OPC)

POZENEL (1986) untersuchte 22 Patienten mit »geringgradiger Hypertonie« bzw. »beginnender Linksherzhypertrophie«, von denen die eine Hälfte über vier Wochen 3 x 40 Tropfen einer Crataegus-Extrakt-Lösung (standardisiert auf 0,3% OPC) erhielt, während die restlichen elf Patienten als unbehandelte Kontrollgruppe dienten. Eine Randomisierung wird nicht erwähnt. Als Prüfinstrument für mögliche Therapieeffekte dienten eine Ergometrie und Laboruntersuchungen. Es wurden zahlreiche Parameter geprüft, wobei für die meisten ergometrischen und zwei Laborparameter »statistisch signifikante« Vorteile der Verumbehandlung geltend gemacht wurden.

Kommentar
Die Studie wurde offenbar nicht randomisiert durchgeführt. Die zufällige Zuteilung der Patienten zu den Therapiegruppen ist aber notwendige Voraussetzung für einen aussagefähigen Vergleich, der ohnehin durch die Tatsache, daß die Kontrollgruppe unbehandelt blieb, stark eingeschränkt ist. Insofern sind die beobachteten Unterschiede nicht als spezifische Medikamenteneffekte zu interpretieren.

IWAMOTO et al. (1981) behandelten über sechs Wochen 102 Patienten mit einer Herzinsuffizienz im Stadium NYHA II-III mit initial 3 x 60 mg, nach zwei Wochen mit 3 x 60 bis 3 x 90 mg eines auf 5% OPC standardisierten Crataegus-Extraktes. Die Studie wurde randomisiert und doppelblind durchgeführt. Aus der statistischen Analyse wurden 22 Patienten ausgeschlossen, wobei unklar bleibt, wie diese sich auf die beiden Gruppen verteilen. Ausgewertet wurden 35 Patienten in der Verum- und 45 Patienten in der Plazebogruppe. Als

Zielkriterien dienten die Besserungen zahlreicher klinischer Befunde. Die Veränderungen bei quantitativen Merkmalen wurden offensichtlich innerhalb der Gruppen, die bei qualitativen zwischen den Gruppen ausgewertet. Bei letzteren ergaben sich deutliche, zumeist »statistisch signifikante« Vorteile zugunsten von Verum, während bei den Intra-Gruppenvergleichen in der Crataegusgruppe nur ein deutlicher Abfall im Druck-Frequenz-Produkt zu beobachten war, allerdings auch eine signifikante Verminderung des Herz-Thorax-Verhältnisses in der Plazebogruppe.

Kommentar
Es werden 20 verschiedene Zielkriterien und zusätzlich drei globale Effekte untersucht, wobei das Problem des multiplen Testens nicht berücksichtigt wurde. Der Ausschluß von 22 Patienten aus der statistischen Auswertung ist nicht akzeptabel, zumal keine Angaben zu deren Verteilung zwischen den Gruppen gemacht wurden. Bei Annahme einer anfänglichen Gleichverteilung der randomisierten Patienten auf die Gruppen muß der Anteil der in der Verumgruppe ausgeschlossenen Patienten etwa doppelt so hoch wie in der Plazebogruppe sein. Das – teilweise zweifellos deutliche – Ergebnis bezüglich der klinischen Besserung ist aus den genannten Gründen nicht eindeutig interpretierbar.

HANAK und BRÜCKEL (1983) behandelten drei Wochen lang 60 Patienten mit »koronarer Herzkrankheit der Schweregrade I und II nach NYHA« im Rahmen einer randomisierten Doppelblindprüfung mit Crataegutt® novo (3 x 60 mg, auf 5% OPC standardisiert – als Präparat nicht mehr im Handel) oder mit einem Plazebopräparat. Als Prüfungsziel wurde die Veränderung der Belastungstoleranz mit Hilfe der Fahrradergometrie genannt. Zusätzlich sollten typische EKG-Veränderungen unter der Belastung zur »abschließenden Beurteilung der therapeutischen Wirksamkeit von Crataegutt novo ausgewertet werden«. In der Verumgruppe wurde eine Verbesserung der Belastungstoleranz um durchschnittlich 100 (Standardabweichung 183), in der Plazebogruppe eine Verschlechterung um 1,5 (252) Watt x min beobachtet (p = 0,08). In einer Untergruppe der Patienten mit vorbestehenden pathologischen EKG-Veränderungen unter Belastung ergab sich ein deutlicher Vorteil bezüglich der Besserung nach der Behandlung zugunsten von Verum (78,3 vs. 28,5%, p < 0,01).

Kommentar

In der Arbeit werden keine Angaben zum ursprünglich vorgegebenen α-Niveau gemacht. Üblicherweise wird das Signifikanzniveau auf 5% festgelegt. Somit ergab die Studie kein positives Ergebnis für das Hauptzielkriterium, eine nachträgliche »Anpassung« der Irrtumswahrscheinlichkeit führt zu keiner interpretierbaren Aussage. Problematisch an der Auswertung des zweiten Zielkriteriums ist, daß sie nur für eine Untergruppe durchgeführt wurde. Subgruppenanalysen sind im allgemeinen nicht eindeutig interpretierbar.

O'CONNOLLY et al. (1986 u. 1987) untersuchten in zwei Studien jeweils 36 Patienten mit einer Herzinsuffizienz im Stadium NYHA I-II (Studie 1) bzw. mit »stenokardischen Beschwerden und nachlassender Leistungsfähigkeit des Herzens« (Studie 2). Der Effekt einer sechswöchigen Therapie mit 3 x 60 mg Crataegutt® novo (Präparat nicht mehr im Handel) wurde im Cross over randomisiert und doppelblind geprüft. Die über 30 Zielkriterien wurden anhand einer Ergometrie, des Gesundheitszustands und der Befindlichkeit der Patienten sowie zweier psychologischer Beurteilungsskalen (NOSIE und BPRS) erhoben. Die erste Studie brachen zwei, die zweite Studie fünf Patienten ab, wobei die Zeitpunkte der Abbrüche nicht genannt werden. Die Autoren machen in nahezu allen Zielkriterien deutliche Vorteile zugunsten von Verum geltend.

Kommentar

In der ersten Arbeit werden keinerlei Angaben zum Vorgehen bei der statistischen Auswertung gemacht, sondern nur p-Werte mitgeteilt. Außerdem fehlen Angaben zu Variabilitätsparametern (Standardabweichungen). Die Hinweise zur statistischen Methodik in der zweiten Arbeit sind nicht nachvollziehbar und lassen zusammen mit den dargestellten Ergebnissen sogar ein inadäquates Vorgehen (künstliche Verdopplung der Fallzahl) vermuten. Das Problem der multiplen Testprozedur wird in beiden Studien nicht berücksichtigt. Aus den genannten Gründen lassen sich die Ergebnisse nicht eindeutig interpretieren.

....

Weißdornextrakte, eingestellt auf 18,75% OPC

In der doppelblind durchgeführten Studie von LEUCHTGENS (1993) wurden 30 Patienten mit einer Herzinsuffizienz im Stadium NYHA II randomisiert einer achtwöchigen Therapie mit 2 x 80 mg Crataegutt® forte oder Plazebo zugeteilt. Hauptzielkriterien waren die Veränderung der Druckfrequenzprodukt-(DFPN-)Differenz (50 Watt minus Ruhe) bei standardisierter Belastung auf dem Fahrradergometer (primäres Zielkriterium) und die Besserung der Beschwerden nach dem B-L-Gesamtscore (sekundäres Zielkriterium). Das Problem des multiplen Testens wurde anhand eines hierarchischen Testprinzips berücksichtigt. Der Median der DFP-Differenz-Abnahme betrug in der Crataegusgruppe nach achtwöchiger

Therapie 11,6 (95%-Konfidenzintervall: 2,7 - 21,9) mmHg/100min in der Plazebogruppe 4,9 (1,6 - 9,2) mmHg/100 min (p = 0,039). Für den B-L-Gesamtscore zeigte sich nach acht Wochen ebenfalls ein stärkerer Rückgang bei den mit Crataegus behandelten Patienten (p= 0,041).

Kommentar

Es handelt sich zwar um eine mit Einschränkung gut geplante und durchgeführte Studie mit positivem Ergebnis. Allerdings wurde der statistische Test nur einseitig durchgeführt, was zu einer Verdoppelung der Irrtumswahrscheinlichkeit gegenüber zweiseitigen statistischen Tests führt. Das bedeutet, daß nach konventionellen Maßstäben (zweiseitiger Test) die Studie negativ ausgefallen wäre und das Ergebnis somit nicht eindeutig zu interpretieren ist.

WEIKL et al. (Publikation in Vorbereitung) behandelten im Rahmen einer randomisierten, doppelblinden, multizentrischen Studie 136 Patienten, die unter einer Herzinsuffizienz im Stadium NYHA II und mindestens zwei klinischen Symptom litten, entweder mit 2 x 80 mg Crataegutt® forte oder Plazebo über einen Zeitraum von acht Wochen. Hauptzielkriterium war ebenfalls die Veränderung der DFP-Differenz. Als sekundäre Zielgröße wurde die Lebensqualität anhand eines Fragebogens (LQ-

Skala) untersucht. Sieben Patienten (vier in der Verum-, drei in der Plazebogruppe) wurden bei der statistischen Auswertung nicht berücksichtigt, obgleich eine Intention-to-treat-Auswertung im Prüfplan vorgesehen war. Bei den mit Crataegutt® forte behandelten Patienten nahm die DFP-Differenz im Mittel um 5,6 mmHg/100min ab, in der Plazebogruppe dagegen um 4,2 mmHg/100min zu (p = 0,018). Bezüglich der Lebensqualität zeigte sich kein statistisch signifikanter Vorteil zugunsten von Verum.

Kommentar

Es handelt sich um eine mit geringer Einschränkung gut geplante und durchgeführte Studie mit positivem Ergebnis, das der Ausschluß von sieben Patienten aus der statistischen Auswertung nicht wesentlich beeinflußt haben wird.

....

Weißdornextrakte, eingestellt auf 2,2% Flavonoide

BÖDIGHEIMER et al. (1994) bezogen in eine multizentrische, randomisiert und doppelblind durchgeführte Studie bei zwölf niedergelassenen Ärzten 85 Patienten mit »stabiler Herzinsuffizienz im Stadium II nach NYHA« ein, von denen 42 über vier Wochen 3 x 100 mg des Crataegus-Extraktes LI 132 (Wirkstoff des Handelpräparates Faros® 300), die restlichen 43 ein Plazebopräparat erhielten. Hauptzielkriterium war die Differenz der fahrradergometrischen Arbeitstoleranz zwischen Studienende und -beginn. Zwölf Patienten (jeweils sechs in beiden Therapiearmen) wurden von der statistischen Analyse ausgeschlossen. Die Arbeitstoleranz stieg im Mittel von 88 auf 101 Watt unter Verum und von 94 auf 97 Watt unter Plazebo an (p = 0,143). Variabilitätsparameter werden nicht angegeben.

Kommentar

Es handelt sich um eine mit Einschränkungen (fehlende Fallzahlplanung, Ausschluß von 12 Patienten aus der statistischen Auswertung) gut geplante und durchgeführte Studie mit negativem Ergebnis.

Die Untersuchung von FÖRSTER et al. (1994) erfolgte bei 72 Patienten mit einer Herzinsuffizienz im Stadium NYHA II der kardiologischen Spezialambulanz einer Universitätsklinik. Je 36 Patienten erhielten nach Randomisierung acht Wochen lang entweder 3 x 300 mg des Crataegus-Extraktes LI 132 oder Plazebo. Die Studie wurde doppelblind durchgeführt. Im Abstract der Arbeit wurden als »konfirmatorische Parameter« die (mittels Spiroergometrie bestimmte) »Sauerstoffaufnahme und die Dauer der Belastbarkeit bis zum Erreichen der anaeroben Schwelle und bei Belastungsabbruch« (am Ende der Prüfung) genannt. Das Problem des multiplen Testens wurde dabei nicht berücksichtigt. Aus der statistischen Auswertung wurden drei (Verum: 1, Plazebo: 2) Patienten ausgeschlossen. Bei der Darstellung der Ergebnisse wird primär über einen »statistisch signifikanten« Unterschied bezüglich der »Besserung der Beschwerden« (Verum: 86%, Plazebo: 47%, p < 0,01) und über eine Verbesserung des Summenscores der Beschwerden von 8,1 auf 5,3 in der Verum- und von 7,0 auf 6,6 in der Plazebogruppe berichtet (kein p-Wert und keine Variabilitätsparameter angegeben). Von den als »konfirmatorisch« bezeichneten Parametern werden keine auffälligen (statistisch signifikanten) Vorteile zugunsten von Verum dokumentiert.

Kommentar

Sieht man von der heutzutage als selbstverständlich zu bezeichnenden Einhaltung der methodischen Instrumente Randomisierung und Doppelblindheit ab, stellt diese Arbeit eine nicht gut geplante und unbefriedigend ausgewertete Studie dar, deren Ergebnisse nicht eindeutig als Wirksamkeitsnachweis für Crataegus interpretiert werden können.

SCHMIDT et al. (1994) beobachteten im Rahmen einer multizentrischen, randomisierten und doppelblinden Prüfung 78 Patienten mit einer Herzinsuffizienz im Stadium NYHA II, wobei ursprünglich wohl eine Zahl von 100 einzuschlie-

ßenden Patienten vorgesehen war. Die Patienten erhielten über acht Wochen entweder 3 x 200 mg des Crataegus-Extraktes LI 132 (N=40) oder Plazebo (N=38). Als Hauptzielkriterium wurde vor Beginn der Studie die maximale Arbeitstoleranz unter fahrradergometrischer Belastung definiert. Eine Zunahme der Belastbarkeit um mindestens 12,5 Watt unter der Verumtherapie sollte als klinisch relevantes Behandlungsergebnis gewertet werden, wobei keine weiteren Angaben zu einer Fallzahlplanung gemacht wurden. Jeweils vier Patienten aus beiden Gruppen wurden von der statistischen Auswertung ausgeschlossen. Während unter Crataegus die Belastbarkeit von initial 79 auf 107 Watt zunahm, war der Anstieg in der Plazebogruppe mit fünf Watt (von 71 auf 76 Watt) deutlich geringer (p < 0,001, keine Angabe zu Variabilitätsparametern).

Kommentar

Es ist unklar, ob die beobachteten Werte am Ende der Prüfung oder die Differenzen zum Ausgangswert getestet wurden (die Ergebnisse sind ohne die Streuungsmasse nicht nachvollziehbar). Auch der Ausschluß von acht Patienten aus der Auswertung ist nicht akzeptabel, aber beides wird vermutlich keine bedeutsamen Auswirkungen auf das deutlich positive Ergebnis haben. Kritischer ist der Punkt, warum nur 78 der ursprünglich geplanten 100 Patienten in die Studie aufgenommen wurden. In der vorliegenden Publikation wird hierauf leider nicht näher eingegangen. Zusammenfassend handelt es sich um eine mit Einschränkungen gut geplante und durchgeführte Studie mit positivem Ergebnis. Die Darstellung läßt jedoch manche Fragen offen.

TAUCHERT et al. (1994) behandelten in einer multizentrischen (N=14), randomisierten, doppelblinden »Vergleichsprüfung« 132 Patienten mit stabiler Herzinsuffizienz im Stadium II nach NYHA für die Dauer von acht Wochen entweder mit 3 x 300 mg Crataegus-Extrakt LI 132 (N=68) oder mit 3 x 12,5 mg Captopril (N=64). Eine Fallzahlplanung war offensichtlich nicht durchgeführt worden, es sollten aber »mindestens 100 ... Patienten ... aus maximal 20 Prüfzentren (Arztpraxen) aufgenommen werden«. Hauptzielkriterium war wiederum die (maximale) Arbeitstoleranz unter fahrradergometrischer Belastung. Diese nahm in beiden Gruppen unter der Therapie »statistisch signifikant« von 83 auf 97 Watt (Crataegus) bzw. auf 99 Watt (Captopril) zu, zwischen den Behandlungsgruppen bestand kein »signifikanter« Unterschied. Variabilitätsparameter wurden nicht angegeben. Bei der statistischen Auswertung wurden aus der Crataegusgruppe drei, aus der Captoprilgruppe fünf Patienten ausgeschlossen. Die Autoren interpretierten das Ergebnis

der Prüfung als »weitgehende Gleichwertigkeit der beiden Pharmakotherapien«.

Kommentar

Die Studie war offenbar dazu angelegt, die Gleichwertigkeit (therapeutische Äquivalenz) beider Therapien zu demonstrieren. Dazu war aber die Planung der Prüfung nicht geeignet. Von einem nicht signifikanten Ergebnis kann nicht auf die »Gleichwertigkeit« zweier therapeutischer Strategien geschlossen werden, schon gar nicht, wenn keine Angaben zur Power (Fallzahlplanung, relevanter Unterschied) gemacht werden. Studien zur Prüfung der therapeutischen Äquivalenz bedürfen einer besonders anspruchsvollen Methodik, wofür im allgemeinen auch höhere Fallzahlen benötigt werden. Das Ergebnis dieser Studie ist zusammenfassend nicht als Wirksamkeitsnachweis zu interpretieren. Die Zunahme der Belastbarkeit unter der Crataegusbehandlung (16 Watt) bewegt sich in ähnlicher Größenordnung wie in der Studie von BÖDIGHEIMER et al. 1994 (14 Watt, nicht signifikant unterschiedlich im Vergleich zu Plazebo) und liegt deutlich unter dem Ergebnis der Studie von SCHMIDT et al. 1994 (28 Watt).

Weißdornextrakte, ohne nähere Bezeichnung

WEILIANG et al. (1984) behandelten jeweils 46 Patienten mit »Angina pectoris«

(keine sonstigen Angaben zu den Patienten wie z.B. Alter, Geschlechtsverteilung, Schweregrad der Erkrankung, etc.) entweder mit 2 x 100 mg eines Extraktes aus Crataegus pinnatifida (keine Angaben zur Standardisierung, in Deutschland nicht zugelassen) oder mit Plazebo. Die Studiendauer betrug vier Wochen, die Patienten wurden »doppelblind beobachtet«. Es fehlen Angaben zu geplanten Zielkriterien und zur statistischen Methodik. Auch eine Randomisierung wird nicht erwähnt. Als Ergebnis wird mitgeteilt, daß 39 Patienten der Verumgegenüber nur 17 Patienten in der Plazebogruppe eine Verbesserung ihrer pektanginösen Beschwerden erfuhren. Ein ebenfalls deutlicher Vorteil zugunsten von Verum zeigte sich beim Nitroglycerinverbrauch und bei der Verbesserung von pathologischen EKG-Veränderungen (beides in einer Subgruppe von 57 bzw. 58 Patienten beobachtet).

Kommentar

Das – zweifelsohne deutliche – Ergebnis zugunsten von Verum kann wegen der völlig unzureichenden Beschreibung von Studienplanung und -durchführung (Randomisierung ?) nicht als Wirksamkeitsnachweis für eine Crataegustherapie interpretiert werden.

....

Fazit

Die hier diskutierten klinischen Untersuchungsergebnisse erscheinen hinsichtlich ihrer Quantität und Qualität sowie hinsichtlich der Übereinstimmung der in ihnen erhobenen Befunde nicht ausreichend für eine fundierte Beurteilung von Risiken und Nutzen des Verfahrens in Bezug auf die beanspruchte Indikation. Sie lassen aber einen recht ausgeprägten Trend hinsichtlich eines Nutzens in Bezug auf den Surrogatparameter »ergometrische Leistungfähigkeit« für die auf 18,75% OPC und 2,2% Flavonoide standardisierten Präparate erkennen. In den meisten Studien wurden auch »Beschwerde-Scores« mit untersucht – zumeist mit positivem Ergebnis für Crataegus – , die Validität dieser Scores ist jedoch unklar.

....

Forschungsperspektive

Die ergometrische Leistungsfähigkeit ist ein anerkannter Surrogatparameter bei Therapieprüfungen zur Herzinsuffizienz. Insofern wäre es in einem ersten Schritt sinnvoll, die diesbezüglichen positiven Ergebnisse und eine Dosis-Wirkungsbeziehung an größeren Kollektiven, die nach heute gültigen Richtlinien geplant, durchgeführt und ausgewertet werden, zu untermauern. Wenngleich mit einem deutlich höheren Aufwand verbunden und bisher nur für wenige ACE-Hemmer-Präparate durchgeführt, wäre es

Folgelieferung November '95

dann weiter wünschenswert, Prüfungen zu planen, die als Wirksamkeitskriterium die Verhinderung oder das Hinauszögern der Übergangs einer Herzinsuffizienz vom Stadium NYHA II in das Stadium NYHA III oder die Mortalität untersuchen.

....

Literatur

HANAK TH., BRUCKEL M.-H. *(1983): Behandlung von leichten stabilen Formen der Angina pectoris mit Crataegutt® novo. Eine placebokontrollierte Doppelblindstudie. Therapiewoche 33: 4331-4333*

IWAMOTO M., ISHIZAKI T., SATO T. (1981): *Klinische Wirkung von Crataegutt® bei Herzerkrankungen ischämischer und/oder hypertensiver Genese. Eine multizentrische Doppelblindstudie. Planta Medica 42: 2-16*

KÜMMELL H.-CH., SCHREIBER K., v. KOENEN J. (1982): *Untersuchungen zur Therapie mit Crataegus. Herzmedizin 5: 157-165*

LANG E. (1991): *Einmalige i.v.-Gabe eines Crataegus-Extraktes bei chronischer Herzinsuffizienz. Welche hämodynamischen Auswirkungen? Therapiewoche 38: 2448-2454*

O'CONNOLLY M., JANSEN W., BERNHÖFT G., BARTSCH G. (1986): *Behandlung der nachlassenden Herzleistung. Therapie mit standardisiertem Crataegus-Extrakt im höheren Lebensalter. Fortschr Med 42: 805-808*

O'CONNOLLY M., BERNHÖFT G., BARTSCH G. (1987): *Behandlung älterer, multimorbider Patienten mit stenokardischen Beschwerden. Eine placebokontrollierte Cross-over-Doppelblindstudie mit Crataegutt® novo. Therapiewoche 37: 3587-3600*

POZENEL H. (1986): *Nachlassende Leistungsfähigkeit des Herzens. Eine offene Vergleichsstudie von Crataegutt® Tropfen gegenüber alleiniger Physiotherapie. Z Allg Med 62: 526-530*

WEILIANG W., WENQU Z., FUZAI L., XIANGCHUN Y., PEIWEN Z., YOUGNIAN L., HUICHANG C., GUANGXU Y., MEIBO H .(1984): *Therapeutic effect of Crataegus Pinnatifida on 46 cases of angina pectoris - a double blind study. J Trad Chin Med 4: 293-294*

Die Arbeiten von
- BÖDIGHEIMER et al. (1994)
- FÖRSTER et al. (1994)
- EICHSTÄDT et al. (1989)
- LEUCHTGENS (1993)
- SCHMIDT et al. (1994)
- TAUCHERT et al. (1994)
- WEIKL und NOH (1992)
- WEIKL et al. (Publikation in Vorbereitung)

sind bereits im klinischen Beitrag (Kapitel 08.15) zitiert.

....

Folgelieferung November '95

Folgelieferung November '95

Sektion 09, Körperorientierte Psychotherapie u.a.

Editor: H. Müller-Braunschweig

Folgelieferung November '95

Adressen

Verbandsadresse

Verband der Atempädagoginnen/Atemtherapeutinnen
AFA Arbeits- und Forschungsgemeinschaft für Atempflege e.V.
Waldstraße 5
10551 Berlin
Tel.: 0 30/3 95 38 60
Fax: 0 30/3 95 38 23

Vom Berufsverband anerkannte Schulen sind

Gerda-Alexander-Schule e.V.
Leitung: Karin Schaefer
25, rue des Orphelins
F- 6700 Strasbourg

Institut für Atemlehre Berlin
Leitung: Erika Kemmann
Paul-Gerhard-Stift
Müllerstr. 56-58
13349 Berlin
Tel.: 0 30/4 52 97 60

Institut für Atemlehre, Berufsfachschule
Leitung: Dr. Anne Schaeffer
Gleichmannstr. 6
12410 München
Tel.: 0 89/88 52 86

Institut für Atempädagogik und Atempsychotherapie

Leitung: Stefan Bischof	Dr. med. Wolfgang Schilling
Freiburg:	Berlin:
Rotlaubstr. 3a	Finckensteinallee 32a
79106 Freiburg i. Br.	12205 Berlin
Tel.: 07 61/3 39 50	Tel.: 0 30/8 33 54 26

Institut für ganzheitliche Entwicklung
auf der Grundlage des Erfahrbaren Atems
Leitung: Barbara Karst
Werderstraße 25
79397 Müllheim
Tel.: 0 76 31/1 29 73

Lehrinstitut für Psychotonik Glaser (LIP)
Leitung: Prof. Dr. med. Volkmar Glaser, Annelies Wieler
Winkelwiese 2
Ch - 8001 Zürich
Tel.: 0041/1/251 80 90

Schule für Personale Therapie nach Dürckheim und Graubner
ATEM, LEIB, STIMME, TONFELD, MEDITATION
Leitung: Anna von Trott
Giselastr. 12
80802 München
Tel.: 089/34 53 51

Schule Schlaffhorst-Andersen für Atmung und Stimme
Staatl. anerkannte Ersatzschule/Berufsfachschule
Leitung: Torsten Bessert-Nettelbeck
Studienleitung: Margarete Saatweber
Jugenddorf Bad Nenndorf
im Christl. Jugenddorfwerk Deutschland e. V.
31542 Bad Nenndorf
Tel.: 0 57 23/31 23

Strukturelle Integration (Rolfing®)

Das Wesen der Methode. Geistesgeschichtliche Hintergründe und historische Entwicklung. Informationen zum Wirkungsmechanismus: Prämissen; Ziele der Behandlung; Das praktische Vorgehen; Autonomes Nervensystem und Psyche. Anwendungsmöglichkeiten: Die Körperebene; Die psychologische Ebene; Kontraindikationen. Verbreitung; Ausbildung; Kostenübernahme. Ausgewählte Literatur. Adressen.

HANS GEORG BRECKLINGHAUS

Das Wesen der Methode

Rolfing ist ein ganzheitliches Verfahren mit der Zielsetzung, die *Körperstruktur* so zu beeinflussen, daß der Mensch sich möglichst mühelos im Schwerkraftfeld der Erde bewegen kann, und das Gesamtbefinden sich verbessert.

Die Methode besteht vor allem in manueller Arbeit am Binde- und Muskelgewebe sowie in sensomotorischer Schulung zur Erreichung ökonomischer Bewegungsabläufe. Rolfing versteht sich nicht als Therapie, sondern als *körperlich-seelische Grundlagenarbeit*, für Gesunde wie Kranke jeden Alters gleichermaßen geeignet.

Schmerzhafte Symptome des Bewegungssystems und funktionelle Beschwerden können jedoch durch Rolfing abgemildert oder beseitigt werden, wenn deren Wurzeln in einer ungünstigen Körperstruktur bestehen. Insofern hat dieses Verfahren einen Platz im Feld derjenigen Verfahren, welche durch Anregung der Selbstheilungskräfte des Organismus wirken.

Die strukturelle Veränderung, die durch Rolfing ermöglicht wird, steht in einem Zusammenhang mit dem zeitlichen Prozeß der ganzheitlichen Persönlichkeitsentwicklung. Diese ergibt sich aus den momentanen individuellen Bedürfnissen und Erfordernissen sowie aus der persönlichen Lebensgeschichte der Klienten. Aufgabe der *Rolfer* – so die Bezeichnung der Praktizierenden dieser Methode – ist es, der komplexen Wesenseinheit von Körper und Seele gerecht zu werden und sie in ihrem persönlichen Wachstum mit Respekt, Einfühlungsvermögen und Kompetenz zu unterstützen.

Die Rolfing-Methode der *Strukturellen Integration* begreift sich als eigenständiges Wissensgebiet mit folgendem originären Gesichtspunkt:

Der Vielfalt der Bewegungsabläufe und Haltungen eines Menschen liegen bestimmte Muster zugrunde. Diese Muster sind die *Struktur* des Menschen, d.h. die individuelle und spezifische Form seines Körpers. Der für das Rolfing zentrale Strukturbegriff umfaßt freilich nicht nur die Form des Körpers als solche, sondern schließt seine Beziehung zur *Schwerkraft*, der er unterworfen ist, als ganz wesentlich mit ein. Die zentrale Fragestellung des Rolfing lautet: Wie müssen sich die Teile des Körpers räumlich zueinander verhalten, damit die Schwerkraft ihn nicht deformiert, sondern eine positive Ordnungsfunktion übernimmt, sodaß sich die Struktur des Menschen an ihr orientieren und aufrichten kann? Dieser zentrale Ansatz führt in Theorie und Praxis zu umfassenderen Fragestellungen nach der Beziehung zwischen Struktur und Funktion (Bewegung, Atmung, Stoffwechsel usw.) sowie nach der Beziehung zwischen Struktur und Psyche des Menschen.

Das Bindegewebe in seinen verschiedenen Arten, besonders die Muskelfaszien, wird als das dem Körper Form gebende Organ der Struktur angesehen. Das Bindegewebe, welches wie ein kontinuierliches Netzwerk den ganzen Körper umgibt und innerlich durchzieht, ist in seinen räumlichen Beziehungen und Spannungsverhältnissen plastisch und formbar. Diese Tatsache ist ursächlich für Strukturveränderungen negativer Art.

Umgekehrt wird die Formbarkeit des Bindegewebes beim Rolfing für positive Wandlungsprozesse genutzt.

....

Geistesgeschichtliche Hintergründe und historische Entwicklung

Dr. Ida Rolf (1896-1979), die Begründerin der nach ihr benannten Methode, war in den zwanziger Jahren Biochemikerin an der Rockefeller Universität in New York.

Während dieser Zeit beschäftigte sie sich intensiv mit Yoga, Homöopathie sowie Osteopathie und erarbeitete sich daraus bestimmte Grundüberzeugungen:

- Das Denken in Wechselwirkungen anstelle eines linearen Ursache-Wirkung-Denkens.
- Die Struktur des Körpers bestimmt seine Funktionen.
- Es ist sinnvoller, sich in die konstitutionelle Geschichte eines Menschen hineinzuarbeiten und seine Selbstheilungskräfte anzuregen als von einer Symptomdiagnose auszugehen und allopathische Gegenmaßnahmen zu ergreifen.

Eine Reihe von Zufällen und familiären Umständen führten dazu, daß Ida Rolf in den vierziger Jahren begann, mit Menschen zu arbeiten, deren Bewegungsbeschwerden auf schulmedizinische Behandlungsformen nicht ansprachen.

Sie tat dies zunächst durch das Lehren bestimmter Bewegungsübungen, die sie aus dem Yoga abgeleitet hatte. Diese Übungen sollten den Körper ausdehnen und damit Raum schaffen für ein besseres Funktionieren seiner Bewegungen. Mit der Zeit kombinierte sie dieses Vorgehen mit der Anwendung manueller Bindegewebsbehandlung, die sie aus ihren biochemischen Grundlagenerkenntnissen abgeleitet hatte.

Inspiriert durch die Körperpädagogin Jennette Lee und den Begründer der allgemeinen Semantik, Alfred Korzybski, fand Ida Rolf schließlich den Bezugsrahmen, welcher ihren Ideen über die Struktur des menschlichen Körpers eine neue Qualität verlieh: die Bedeutung der Erdanziehungskraft.

Über zwanzig Jahre arbeitete sie ganz pragmatisch an der Entwicklung der »Strukturellen Integration«. Mitte der sechziger Jahre ging sie auf Einladung von Fritz Perls, dem Begründer der Gestalttherapie, nach Esalen, das amerikanische Zentrum der Humanistischen Psychologie. Dort führte sie die ersten längeren Ausbildungskurse durch.

Bedingt durch das psychotherapeutische Umfeld ihrer neuen Wirkungsstätte erregten nun neben den physiologischen Wirkungen des Rolfing auch die psychologischen Begleiteffekte Aufmerksamkeit. Ida Rolfs Erklärungsmodell für diese Phänomene gründeten in der Überzeugung, daß Physis und Psyche des Menschen Teile einer kovariierenden *psychophysischen Einheit* sind.

Während Psychosomatik die Ursachen körperlicher Beschwerden in dahinterliegenden seelischen Problemen sucht und die allopathische Medizin vor allem biochemische Ursachen für körperliche Symptome erforscht, machte Ida Rolf sich einen dritten Standpunkt zu eigen. Sie machte strukturelle Deformierungen des Körpers in seinem täglichen Umgang mit der allgegenwärtigen Schwerkraft für viele körperliche wie seelische Funktionsprobleme verantwortlich.

Sie beanspruchte für ihren strukturellen Ansatz, einen wesentlichen Beitrag leisten zu können für die Gesundheit des Einzelmenschen und darüberhinaus für die *evolutionäre Entwicklung* der menschlichen Art als Ganzes. Die vertikale Aufrichtung des Menschen sah Frau Dr. Rolf als strukturell noch nicht abgeschlossen an, seine optimale Anpassung an das Schwerkraftfeld sei noch nicht erreicht. Sie hatte die Vision, daß Rolfing sich diesbezüglich als hilfreicher Beitrag erweisen werde. Obgleich sie sich hierüber zurückhaltend äußerte, beinhaltete diese Vision von der Aufrichtung des Menschen und seiner Art auch soziale und metaphysische Aspekte.

Ende der siebziger Jahre begründete Ida Rolf in Boulder (Colorado) das *Rolf Institute of Structural Integration*. Dieses fungiert seither nicht nur als Berufsorganisation und Ausbildungsstätte, sondern bemüht sich auch um eine weitere Erforschung, wissenschaftliche Grundlegung und praktische Weiterentwicklung des Rolfing. Die europäischen Mitglieder des Rolf Instituts sind in der *European Rolfing Association e.V.* mit Sitz in München organisiert.

....

Informationen zum Wirkungsmechanismus

Prämissen

Jede Haltung/Bewegung eines Menschen setzt sich aus zwei Komponenten zusammen:

- dem *funktionalen Element*, nämlich dem gegebenen Muster muskulärer aktiver Spannungen (Tonusmuster), und
- dem *strukturellen Element*, nämlich der passiven Eigenspannung in allen mechanisch relevanten Bindegewebsmembranen (Muskelfaszien, Organumhüllungen, Sehnen, Bändern, Knochenhaut).

Die Struktur, die bestimmt wird durch die Spannungszustände im Bindegewebe, ist die Art und Weise, wie die einzelnen Abschnitte/Segmente des Körpers miteinander ein räumliches Verhältnis bilden. Diese individuelle Struktur eines Menschen setzt den Spielraum fest, innerhalb dessen er bestimmte Haltungen/Bewegungen einnehmen kann. Sie ist deshalb ein relativ stabiles Muster. Umgekehrt wirkt das funktionale Element langfristig auf das strukturelle ein, weil Bewegungen/Haltungen, die immer wieder mit dem gleichen Tonusmuster der Muskulatur ablaufen, die Struktur beeinflussen.

Der übergeordnete Bezugsrahmen, der den Zusammenhang von Struktur und Funktion in der Bewegung/Haltung bestimmt, ist die Schwerkraft, die sich im Eigengewicht des Menschen äußert. Die Schwerkraft vor allem ist es, die permanent Zug- oder Druckspannungen im Körper erzeugt. Zugspannungen vorwiegend im faszialen Netzwerk, welches ein geschlossenes System von Umhüllungen innerhalb von Umhüllungen bildet. Druckspannungen dagegen werden in den Füllungen der Bindegewebsmembranen erzeugt, also in den Knochen und allen anderen von Bindegewebe umhüllten Gewebsarten (hydrostatisches Modell).

Rolfing geht von einer optimalen Struktur aus, bei der (in stehender Ruhehaltung) jedes Körpersegment über dem anderen balanciert (Abb. 1b). In diesem Idealfall braucht der Mensch nur wenig aktive Muskelkraft, um sich aufrecht zu halten, da die vertikale Richtung der *Stützkraft* vom Boden her zusammenfällt mit der inneren Schwerkraftlinie des Körpers. Sobald die Segmente jedoch nicht mehr vertikal übereinander stehen (Abb. 1a), müssen das fasziale Netzwerk und die Muskulatur den Körper stabilisieren. Kurzfristig sind es die Muskeln, die dann mit erhöhtem Energieaufwand ein hinreichendes Gleichgewicht aufrechterhalten. Langfristig jedoch wird dies durch Verstärkungen und Verkürzungen in bestimmten Bindegewebsabschnitten und -schichten bewirkt.

Ein Beispiel: Abb. 1b zeigt, wie der Kopf von den darunterliegenden Segmenten getragen wird. In Abb. 1a befindet sich der Kopf schwerpunktmäßig jedoch vor dem darunterliegenden Schultergürtelsegment. In diesem Fall

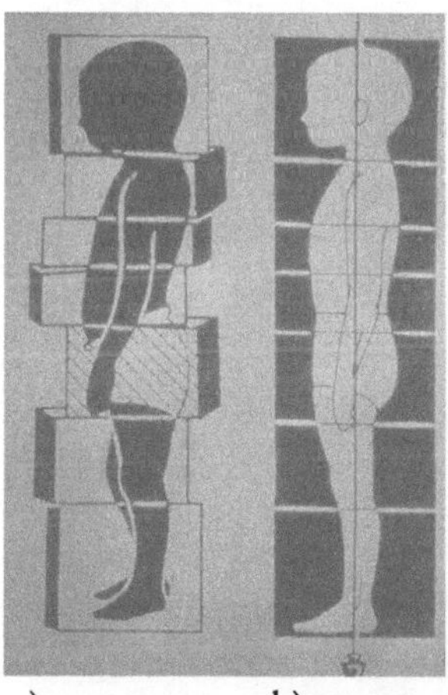

a)   b)

Abb. 1 a + b: *a: Ungünstige Struktur im Stehen: Die Schwerpunkte der Körpersegmente weichen von der Schwerkraftvertikalen ab.*
b: Optimale Struktur im Stehen: Die Schwerpunkte der Körpersegmente sind vertikal übereinander angeordnet
(Quelle: Rolf Institute).

müssen die Nacken- und Schultermuskeln die fehlende Unterstützung ausgleichen.

Kennzeichnend für eine ungünstige Körperstruktur ist, daß der Körper ein System von *Kompensationen* aufbaut, um sich in einem – allerdings energieaufwendigen – Gleichgewicht zu halten. So wird beispielsweise ein nach hinten verschobenes Becken ausgeglichen durch eine nach vorn gebrachte Bauchgegend; der Brustkorb wiederum weicht nach hinten aus, der Kopf schiebt sich nach vorn usw. (Abb. 1a). Diese Kompensationen bedingen sich gegenseitig.

Strukturelle Abweichungen bzw. Kompensationen sind möglich in Form von *Verschiebungen* und *Rotationen* der Segmente (Tabelle 1).

Die *Ursachen* für strukturelle Abweichungen sind vielfältig: z.B. Unfälle, Krankheiten, Operationen, soziokulturell oder familiär bedingte Haltungs- und Bewegungsgewohnheiten, Traumata aller Art, seelische Probleme, chronischer Streß. Unter dem ständigen Wirken der Schwerkraft überlagern und kombinieren sich all diese Einflüsse im Laufe der Lebensgeschichte zu strukturellen Mustern. Denn es ist vor allem die pausenlose und lebenslang andauernde Wirkung der Schwerkraft, welche Abweichungen von der strukturellen Idealnorm langfristig weiter verstärkt, d.h. die räumlichen und Spannungsverhältnisse im Muskel- und Bindegewebe verfestigt.

Einige der *Folgen* einer ungünstigen Körperstruktur sind: mangelnde Elastizität der Gewebe, höherer Energieaufwand für Bewegungen, größerer Druck auf und Abnutzung der Gelenke, Einschränkung der Durchblutung und des Stoffwechsels, Kompression von Nervenbahnen, degenerative Prozesse und funktionale Beschwerden.

Aus diesen Zusammenhängen ergibt sich eine Theorie der Bewegung, die große praktische Relevanz besitzt:

Da der Mensch immer in Bewegung ist – selbst ruhiges Sitzen oder Stehen ist nur durch feinste ausbalancierende Bewegungen möglich –, ist das oben beschriebene strukturelle Ideal nur dann von Wert, wenn es sich in der *Bewegungsqualität* manifestiert. In diesem Sinne ist eine Struktur dann opti-

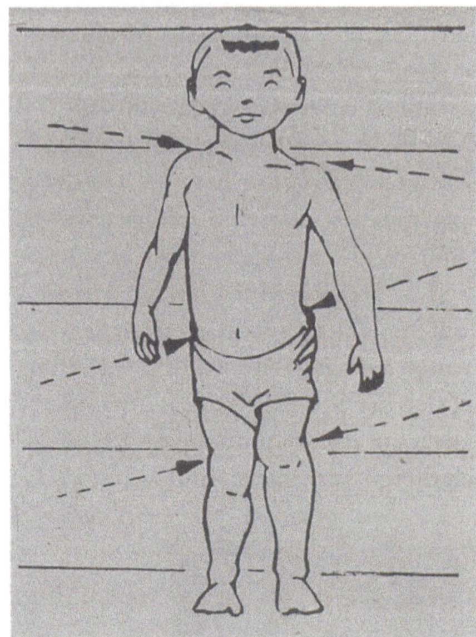

Abb. 2: *Sich gegenseitig bedingende Seitneigung verschiedener Körpersegmente (Quelle: Rolf Institute).*

Tabelle 1: Mögliche Verschiebungen und Rotationen der Segmente

- ■ horizontale Verschiebungen der Segmente
  - – nach vorn oder hinten
  - – nach rechts oder links

- ■ Rotationen der Segmente
  - – um die Transversalachse (Rechts-Links-Achse)
    (Beispiel: das Becken ist nach vorn-unten oder nach hinten-unten gekippt.)
  - – um die Sagitalachse (Vorne-Hinten-Achse)
    (Beispiel: seitliches Abkippen des Beckens nach rechts oder links. Abb. 2 zeigt die Seitneigung des Beckens und die kompensatorische Neigung des Schultergürtels zur anderen Seite.)
  - – um die Vertikalachse
    (Abb. 1a zeigt diese Rotationen und kompensierende Gegenrotationen.)

mal, wenn sie Bewegungsformen ermöglicht, die den geringsten Energieaufwand und die wenigste Anstrengung erfordern.

In der bislang in der Medizin vorherrschenden Anschauungsweise sieht das Bewegung erzeugende Zusammenspiel von agonistischen und antagonistischen Muskeln meist so aus: Bewegung wird primär initiiert durch eine Kontraktion (Tonuserhöhung) der Beuger. Bei diesem *Flexionsmodus* sind die Streckmuskeln von sekundärer Bedeutung, weil sie durch passive Verlängerung (Tonusherabsetzung) lediglich der Initiative der Beugemuskeln folgen. Und tatsächlich ist dieser Bewegungsstil bei den meisten Menschen vorherrschend.

Die Praxis hat jedoch gezeigt, daß es eine andere Möglichkeit gibt, den *Extensionsmodus*. Bei diesem steht der Ablauf von Bewegungsauslösung so aus: Das für die Auslösung von Bewegung erforderliche Ungleichgewicht der Kräfte wird bewirkt durch eine selektive Entspannung (Tonusherabsetzung) der Antagonisten. Die Schwerkraft wirkt dabei verstärkend. Die Beuger nehmen dann die Initiative der Strecker auf, verstärken sie durch geringstmögliche Kontraktion und setzen die so begonnene Bewegung fort (Abb. 3).

<u>Abb. 3:</u>

Flexions- und Extensionsmodus beim Gehen.
a: Flexionsmodus: Becken und Bein werden gegen die Schwerkraft arbeitend durch Kontraktion vor allem des M.rectus femoris angehoben (Tonuserhöhung) und das Knie derart nach vorn bewegt. Der Körper wird gestaucht und die Aufrechterhaltung der Gesamtbalance erfordert zusätzliche Muskelkraft.
b: Extensionsmodus: Ein Absinken von Hüfte und Knie (Tonusherabsetzung der Lenden-Rückenstrecker) läßt das Knie des von hinten kommenden Beins pendelartig nach vorn schwingen. Die Schwerkraft fördert den Vorgang. Der Körper verlängert sich, die Balance ist ohne Zusatzkraft optimal.

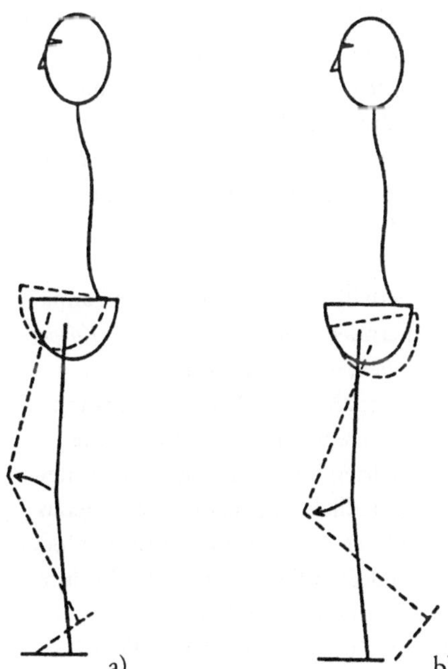

Für eine möglichst ökonomische Bewegung ist aber nicht allein der Modus der Bewegungsauslösung entscheidend, sondern auch die Frage, welchen Weg die Bewegung nimmt. Energiesparend ist eine Bewegung im allgemeinen nur dann, wenn sie auch den *kürzesten Weg* vom Ausgangs- bis zum Endpunkt einer Bewegung(sphase) nimmt. Beim Gehen beispielsweise ist der kürzeste Weg der Beine der direkt geradeaus gerichtete. Dies ist dann gewährleistet, wenn Fuß-, Knie- und Hüftgelenke wie Scharniere arbeiten, deren funktionale Querachsen sich in einem Winkel von 90° zur Bewegungsrichtung befinden. Wenn die Querachsen der Gelenke diese Bedingung jedoch nicht erfüllen, weil die Beine z.B. strukturell außenrotiert sind, muß diese Auswärtstendenz bei jedem Schritt korrigiert werden. Es entsteht eine Art Schlingergang, der die zurückzulegende Distanz und damit auch die aufzuwendende Energiemenge vergrößert.

Ziele der Rolfing-Behandlung

Das übergeordnete Ziel, die Körperstruktur dahingehend zu verbessern, daß der Mensch sich in größerer Harmonie mit der Schwerkraft ökonomischer bewegen kann, läßt sich in folgende wesentliche Teilziele gliedern:

- Die Körpersegmente sollen sich um eine gedachte innere Vertikallinie

herum so organisieren, daß diese innere Linie beim aufrechten Stehen annähernd mit der Schwerkraftachse zusammenfällt. Die *innere Linie* ist ein Organisationsprinzip, von dem die Bewegungen ausgehen und zu dem sie zurückkehren.

- Herstellen eines *Gleichgewichts* zwischen *Körpervorderseite* und *-rückseite*. Vor und hinter einer denkbaren seitlichen Linie durch Ohr-, Schulter-, Hüft-, Knie- und Sprunggelenk sollte sich annähernd das gleiche Körpervolumen befinden (Abb. 1b).

- Dieses Ziel steht im Zusammenhang mit dem anzustrebenden *Spannungsgleichgewicht* zwischen dem Gewebe der jeweiligen Beuge- und Streckseite des Körpers oder einzelner Körperteile. Eine Voraussetzung hierfür ist eine ausreichende Flexibilität und Elastizität von Binde- und Muskelgewebe.

- Eine relative Symmetrie beider Körperhälften. Dies bedeutet ein annäherndes *Gleichgewicht beider Körperseiten*, was freilich durchaus ein gewisses Maß an Asymmetrie beinhaltet. Denn zum einen sind beide Hälften im Innern organisch unterschiedlich aufgebaut, zum anderen gibt es das Faktum von Rechts- oder Linkshändigkeit, was eine absolute Symmetrie ausschließt.

- Im Zusammenhang mit dieser Balance der Körperhälften steht die *waagerechte* Anordnung der paarigen Gelenke beider Seiten. Sprung-, Knie-, Hüft-, Hand- und Ellbogengelenke, Schultern und Bißebene der Kiefergelenke sollten sich auf jeweils horizontalen Ebenen befinden.

■ Ein – wie beschrieben – möglichst *geringer Energieaufwand* bei Bewegungsabläufen. Dieses Ziel setzt u.a. voraus, daß der Körper bei Bewegungen ohne unnötige Blockierung für die Bewegungsenergie durchlässig ist, sodaß der ganze Körper harmonisch am Bewegungsimpuls beteiligt ist. Ferner müssen die jeweils oberen Segmente genügend Unterstützung durch die tiefer gelegenen haben (Abb. 4).

■ *Atembefreiung*. Der ungehinderte Atemfluß setzt angemessene sowie frei bewegliche Atemräume voraus und ist umgekehrt eine wichtige Unterstützung für strukturelle Veränderungen (Stoffwechsel) und für die Eigenwahrnehmung (Propriozeption).

Wichtig: Alle Teilziele stehen in enger Wechselwirkung zueinander und bedingen sich gegenseitig.

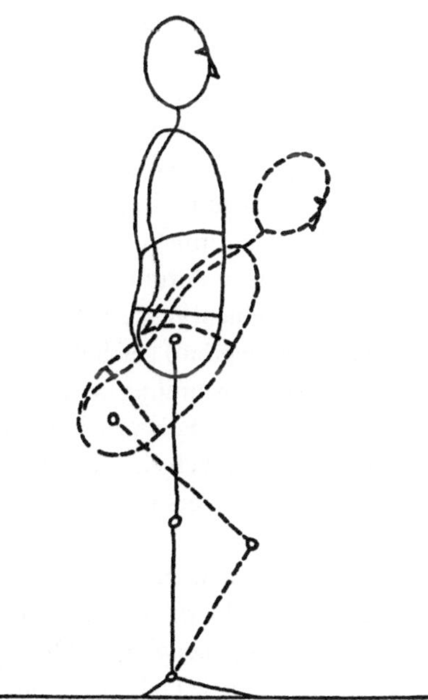

Abb. 4:

Bückbewegung: Bei der faltenden Bückbewegung bleibt die innere Schwerpunktachse auch in der gebückten Haltung so eng wie möglich bei der Schwerkraftachse, da die vorgebeugten Knie vom zurückschwingenden Becken ausgeglichen werden. Die Schwerpunkte der Füße und des Rumpfes bleiben auf der inneren Vertikalachse. Die innere Linie bleibt auch in der Beugung lang. Im Gegensatz zur konventionellen Rückenschule wird die Bewegung durch Muskelentspannung ausgelöst statt durch Muskelkontraktion. Nur so kann die elastische Kraft der Faszien voll genutzt werden.

Das praktische Vorgehen

Die Rolfing-Behandlung besteht zunächst aus einer *Basisserie* von *zehn Sitzungen*, die – in meist wöchentlichen Abständen – systematisch aufeinander aufbauen. Jede Sitzung dauert etwa eine bis anderthalb Stunden. Nach einer Verarbeitungsphase von in der Regel mindestens einem halben Jahr können bei Bedarf zusätzliche Stunden genommen werden. Dieser Ablauf bezieht sich auf Erwachsene und Jugendliche. Bei Kindern sind die Sitzungen kürzer und die Abstände häufig länger.

Am Anfang steht ein ausführliches *Einführungsgespräch*, in dem die Motivationen/Bedürfnisse des Klienten abgeklärt werden, der Rolfer Fragen zur möglichen Krankengeschichte und zur Lebenssituation stellt, sowie ein erster persönlicher Kontakt entsteht.

Schematisiert betrachtet gliedert sich eine Rolfing-Stunde in folgende Phasen:

Analyse

Vor der Stunde analysiert der Rolfer die Körperstruktur im Stehen von allen Seiten und in Bewegung. Er spricht mit dem Klienten über dessen Selbstwahrnehmung in Bezug auf bestimmte Bewegungen oder Haltungsgewohnheiten. Neben der analytischen Wahrnehmung ist es auch nützlich, sich in das Haltungsmuster, in den Körper des Klienten einzufühlen. Auch ein Sprechen über die Erfahrungen seit der letzten Sitzung gehört zu den Informationsquellen, die zur Bestimmung der nächsten Schritte in der Arbeit mit dem Klienten dienen.

Behandlung / Unterricht

Mit solcherart entwickelten Intentionen sowie aus dem Ablauf der Sitzung heraus wird der Rolfer nun auf drei Feldern arbeiten:

■ In erster Linie beeinflußt er *manuell* und sehr spezifisch *Binde-* und *Muskelgewebe*, dehnt verkürzte Faszien, löst Verhärtungen und Verklebungen (Abb. 5). Dies geschieht meist im Liegen, aber auch im Sitzen, Stehen oder bei der Ausführung bestimmter Bewegungen durch den Klienten. Intentionen und Arbeitsweise bzw. Techniken unterscheiden sich dabei sowohl von der klassischen medizinischen als auch von der Bindegewebsmassage.

■ Indem der Klient in die jeweiligen Körperbereiche atmet und seine Aufmerksamkeit dorthin gelenkt wird, kann seine *sensorische Bewußtheit* (Propriozeption) geschult werden. Die Wahrnehmung des Ist-Zustandes und möglicher Alternativen dazu ist nämlich ein wichtiger Bestandteil von Veränderungsprozessen.

■ Dies gilt insbesondere auch für das dritte Arbeitsfeld, das Durchführen gezielter *Bewegungsübungen*. Diese sollen helfen, neue Haltungs- und

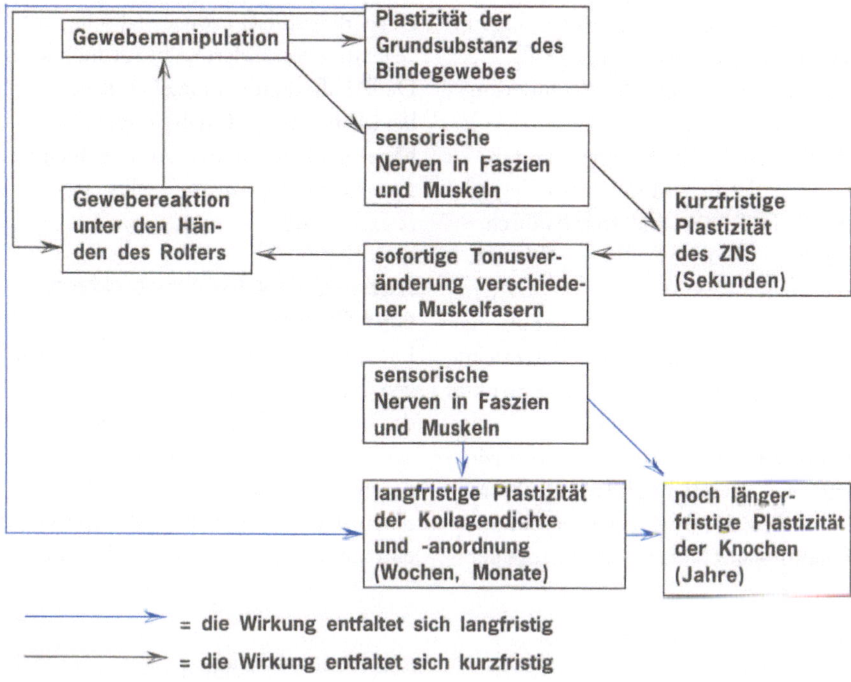

Abb. 5: *Die Plastizität des Körpers*

Bewegungsmöglichkeiten zu erspüren und in den Alltag zu integrieren.

Alle drei Einflußmöglichkeiten (Gewebehandlung, sensorische und funktionale Schulung) sind über das Nervensystem eng miteinander verknüpft. Sie zielen darauf ab:

- den Bewegungsspielraum zu erweitern (Flexibilität),
- neue Haltungs- und Bewegungsoptionen zu erschließen,
- eine optimale Bewegungsökonomie zu ermöglichen auf der Grundlage von
- Stabilität und Gleichgewicht der Bewegung.

Interimsphase
In der Zeit zwischen den Sitzungen erleben die Klienten außer den strukturellen und bewegungsbezogenen Veränderungen häufig auch ein verändertes Verhältnis zu sich selbst und zu ihrer Umwelt.

Diese Erfahrungen und Wahrnehmungen werden dann zu Beginn der folgenden Sitzungen besprochen und als wesentliches Element des Veränderungsprozesses beachtet.

Wie die Erfahrung zeigt, sind die Resultate der Behandlung überwiegend dauerhaft. Dies ist erklärbar dadurch, daß die verbesserte Statik des Körpers jetzt im Schwerkraft- und Stützkrafteinfluß tendenziell eher unterstützt als angegriffen wird. Hinzu kommt, daß effektivere Bewegungsmuster die neue Struktur fördern und umgekehrt. Ferner veranlassen diese neuen Muster auch noch Monate nach Beendigung der Grundserie des Rolfing das Bindegewebe, sein dreidimensionales Netz weiter umzubauen.

Und nicht zuletzt tragen ein besseres Körperbewußtsein sowie seelische und vegetative Veränderungen zur möglichen Dauerhaftigkeit der erzielten Ergebnisse bei (Abb. 6). Die Qualität des »Dauerns« hängt natürlich auch vom Einzelnen und seines Umgangs mit sich selbst ab.

....

Autonomes Nervensystem und Psyche

Die meisten Faktoren, die zu Verkürzungen, Verdickungen oder Verklebungen des Bindegewebes führen, kann man auch als *Streßfaktoren* bezeichnen. Die gegebene Körperstruktur eines Menschen zeigt somit allzu oft die Spuren einmaliger oder dauernd wiederkehren-

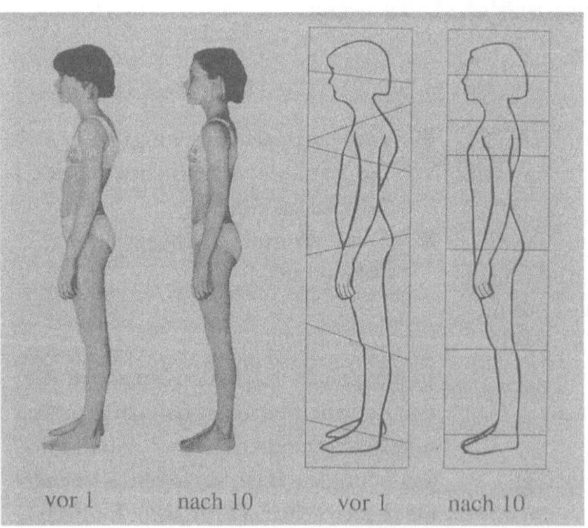

Abb. 6:

Ein Beispiel struktureller Veränderung durch zehn Rolfing-Sitzungen.

der Streßsituationen, die unbewältigt geblieben sind.

Der ideale Zyklus einer vollständigen Reaktion des Autonomen Nervensystems (ANS) auf Streß sieht vereinfacht so aus: Der Mensch reagiert auf einen Streßreiz mit Erregung (sympathische Reaktion) in Form von Schweißabsonderung, Ausschüttung von Adrenalin, Herzaktivierung, schnellem Atem, Pupillenerweiterung und Muskeltonusanstieg. Diese sympathische Reaktion dient der Bereitschaft zu »Kampf« oder »Flucht«. Schwindet der Stimulus wieder oder wird er erfolgreich bewältigt, dann klingt die Erregung ab, die Körperfunktionen normalisieren sich wieder durch parasympathische Reaktionen.

Dieser natürliche Ablauf ist bei den meisten Menschen gestört. Entweder leben sie ständig auf einem zu hohen Spannungsniveau (sympathikusdominiert) oder auf einem zu geringen Spannungsniveau (parasympathikusdominiert). Ursache für beide oder komplexere Zustände ist chronische und/oder traumatische *Streßakkumulation* (LEVINE, 1986).

Während der Behandlung gilt die besonders geschulte Aufmerksamkeit des Rolfers den individuellen Verhaltensmustern des ANS beim jeweiligen Klienten. Wie reagieren Gewebe, Atmung, Augen usw. auf die Reize der jeweiligen Gewebemanipulation? Nicht selten werden beim Rolfing frühere Traumata wie Unfälle, seelische Schockerlebnisse usw. buchstäblich berührt. Dies führt dann ebenfalls zu vegetativen Reaktionen des Organismus. Hier sind sehr differenzierte und fein abgestimmte Interventionen nötig, um in der aktuellen Situation eine *Streßauflösung* zu erreichen.

Dies geschieht vor allem durch besondere sanfte manuelle Techniken, aber auch durch verbale Kommunikation. Über die aktuelle Behandlungssituation hinaus hat Rolfing auch immer eine anhaltend normalisierende Wirkung auf das Wechselspiel zwischen Sympathikus und Parasympathikus. Der Organismus lernt mit Streß besser umzugehen.

Während oder zwischen Rolfing-Sitzungen kann es gelegentlich auch zu gefühlsmäßigen Reaktionen wie Weinen, Lachen, Zorn usw. kommen. Das Rolfing bietet dann einen sicheren Rahmen hierfür und sorgt für eine vegetative und kognitive Integration des Erlebten. In diesem Zusammenhang ist es unerläßlich, daß ein Rolfer mit Übertragungs- und Gegenübertragungsphänomenen umgehen kann. Gelegentlich erweist sich aber auch eine begleitende oder an das Rolfing anschließende Psychotherapie als sinnvoll.

Anwendungsmöglichkeiten

Die Körperebene

Zur Klarstellung sei gesagt, daß eine Besserung körperlicher Symptome durch Rolfing »nur« ein »Nebenprodukt« der Verbesserung der Körperstruktur ist. Rolfing ist keine Therapie im Sinne einer gezielten Symptombehandlung und deshalb kein Ersatz für eine gegebenenfalls notwendige medizinische Behandlung. Dennoch läßt sich aus der Erfahrung heraus oft sagen, bei welchen Problemen Rolfing eine effektive Hilfe sein kann (ANSON, 1991; BRECKLINGHAUS, 1992; COTTINGHAM, 1992; D'UDINE, 1986; HUNT, 1977):

Chronische Verspannungen
Beispiel 1: Häufig wird die Brustwirbelsäule aufgrund einer zu starken Lordose der Lendenwirbelsäule und eines nach vorn-unten gekippten Beckens nicht ausreichend gestützt. Dies führt zur Überforderung und schmerzhaften Verspannung des mittleren Rückenbereichs.

Beispiel 2: Wenn das Gelenk zwischen Schädel und Atlas durch verkürztes Muskel- und Bindegewebe zusammengepreßt wird, entsteht in der Wirbelschlagader ein Blutstau, der auf den Nervus suboccipitalis drückt, was den Stau wiederum verstärkt. Dieser Kreislauf ist eine häufige Ursache für chronischen Spannungskopfschmerz. Eine weitere strukturelle Ursache kann darin liegen, daß eine zu starke Beugung der Halswirbelsäule die Zirkulation in der Wirbelschlagader beeinträchtigt.

Chronische Gelenkprobleme
Beispiel 1: Andauernde Stoffwechselstörungen in Gelenken sind vielfach verursacht durch verkürzte oder fehlgestellte Bänder und Muskeln im Zusammenhang mit segmentalen Abweichungen. So besteht z.B. ein signifikanter Zusammenhang zwischen dem Auftreten der Hüftgelenksarthrose und einem vorwärts geneigten Becken.

Beispiel 2: Kniebeschwerden lassen sich nicht selten darauf zurückführen, daß Hüft-, Knie- und Fußgelenke nicht kongruent ausgerichtet sind oder das Kniegelenk ständig überstreckt wird. Das Gelenk wird ungleich belastet bzw. partiellem Verschleiß ausgesetzt.

Beispiel 3: Es gibt im dentalen Bereich einen Wechselwirkungszusammenhang zwischen Bruxismus/Bißanomalien, spezifischen einseitigen oder beidseitigen Gewebeverspannungen im Bereich der Kiefergelenke sowie Nacken- und Schulterschmerzen verbunden mit einer Fehlstellung des Kopfes im Verhältnis zum Schultergürtel.

Deformationen von Körpersegmenten
Beispiel 1: Der Senkspreizfuß ist nicht unbedingt ein – ursprünglich intaktes – zusammengesunkenes Fußgewölbe, son-

Folgelieferung November '95

dern oft ein nicht zur Gewölbebildung entwickelter, in der Entwicklung stehengebliebener Senkfuß aus der Säuglingszeit. Das zu lösende Problem liegt dann zumeist in muskulären Fehlspannungen im Unterschenkel.

Beispiel 2: Beckentorsionen sind oftmals der Dreh- und Angelpunkt für ein »zu kurzes« Bein, Iliosakralprobleme und Wirbelsäulendeformationen.

Wirbelsäulenschäden

Beispiel 1: »Schwachstellen« der Wirbelsäule wie abgenutzte Bandscheiben, verschobene Wirbel usw. sind einem zusätzlichen Verschleiß ausgesetzt, weil die Schwingungsdurchlässigkeit der Wirbelsäule selber sowie des übrigen Körpers für die Druckeinwirkung vom Boden her (etwa beim Gehen) nicht gegeben ist.

Beispiel 2: Eine zu gerade Wirbelsäule geht so manchesmal einher mit einem nach hinten-unten geneigten Bekken und einer verspannten Beckenbodenmuskulatur. Diese Konstellation kann zu schmerzhaften Symptomen im Rücken führen.

Unfall- und Operationsfolgen

Beispiel 1: Eine einseitig herausgenommene Niere hat nachhaltige Konsequenzen für die Struktur des unteren Rükkens. Ein herausgenommener Blinddarm beeinflußt die tiefliegenden Schichten des Bauches, welche die Stellung der Lendenwirbel mitbestimmen.

Beispiel 2: Nach einem Unfall stellen sich Schonhaltungen ein, die auch nach dem Ausheilen der Verletzungen fortdauern. Diese Schonhaltungen beinhalten ungleiche Gewichtsverteilungen sowie unausgewogene Bewegungsabläufe, welche die Tendenz haben sich langfristig zu verstärken.

Eingeschränkte Ausdrucks- und Bewegungsmöglichkeit

Beispiel 1: Die Körperhaltung professioneller Geiger führt nicht selten zu chronischen Verspannungen, verbunden mit einer Rotation des rechten Oberkörpers nach vorn. Dies beeinträchtigt nicht nur das körperliche Wohlbefinden, sondern auch den künstlerischen Ausdruck und die Feinheiten der Tonfärbung.

Beispiel 2: Sportler verbringen viel Zeit damit, Teile ihres Körpers zu entwickeln – stärkere Beine, Arme etc. Was ihnen fehlt, ist die umfassendere Wahrnehmung eines integrierten Körpers, um ihre Stärke in einer ausbalancierten Art und Weise zu gebrauchen, mit größerer Bewegungsfreiheit, weniger Energieaufwand und feinerer Koordinationsfähigkeit.

Die seelische Ebene

Rolfing erhebt nicht den Anspruch, eine Psychotherapie zu ersetzen. Dennoch machen viele Menschen durch das Rolfing heilsame Erfahrungen, die denen einer guten psychotherapeutischen Behandlung entsprechen (ANSON, 1991; BRECKLINGHAUS, 1992; HUNT u.a., 1977; SILVERMAN u.a., 1973):

– Aufweichen zwanghafter Muster im Denken, Fühlen und Handeln;
– eine realistischere, bodenständigere Eigen- und Umweltwahrnehmung;
– eine sensiblere Wahrnehmung der eigenen Grenzen und ein schonenderes Umgehen mit sich und ihrem Körper;
– ein verstärkter Kontakt zu eigenen seelischen und/oder körperlichen Bedürfnissen und Gefühlen;
– eine intensivere innere Erlebnisfähigkeit;
– ein lustvollerer Umgang mit Körperlichkeit und Sexualität.

Körperspannungen, mangelnde Stabilität und Flexibilität des Organismus sowie neurovegetative Funktionsstörungen gehen oft einher mit seelischen Verkrampfungen, Depressionen, Ängsten, Schlaflosigkeit, Gefühllosigkeit, Hypermotorik und anderen Phänomenen. Wie am Beispiel der Streßbewältigung bereits ausgeführt, kann Rolfing über den somatischen Zugang heilsame selbstregulierende Prozesse einleiten.

Bestimmte immer wiederkehrende emotionale Zustände schlagen sich in der Körperhaltung und -sprache nieder. Doch auch das Umgekehrte ist richtig: Immer wieder eingenommene Fehlhaltungen, die schlußendlich zur Struktur gerinnen, prägen langfristig die *emotionale Erfahrungswelt* eines Menschen. Hier kann Rolfing u.U. einen Umstimmungsprozeß anstoßen.

Für viele Menschen, die in ihrer Kindheit oder auch später zu wenig Körperkontakt hatten, kann allein schon das Erlebnis einer fürsorglichen, Halt gebenden Berührungsweise heilsam sein (siehe auch Kapitel 05.02 Teil 2).

Ähnlich wie auf der Körperebene scheint Rolfing auch auf der seelischen Ebene steckengebliebene Entwicklung wieder in Gang zu bringen. Es kommt manchmal zu regelrechten *Nachreifungsprozessen*. Dies gilt sowohl für Erwachsene wie für Kinder.

Nicht selten kommen solche Klienten zum Rolfer, die sich gerade in einer Psychotherapie befinden, deren Verlauf jedoch stagniert. In diesen und anderen Fällen hat sich eine Kombination von Psychotherapie und Rolfing oft bewährt.

Körperliche Handicaps wie eine zusammengesunkene Haltung, ein tolpatschiger Gang, ein ungelenkes Auftreten, ein für körperliche Aktivitäten unbrauchbares Bein etc. können bei den Betroffenen Unsicherheit und Minderwertigkeitsgefühle hervorrufen. Es liegt auf der Hand, was eine körperliche Veränderung für diese Menschen bedeutet.

Es lassen sich zusammenfassend vier *mögliche Wirkmechanismen* für den positiven Einfluß des Rolfing auf die Psyche

Folgelieferung November '95

nennen (Cᴏᴛᴛɪɴɢʜᴀᴍ, 1988 und 1992; Hᴜɴᴛ u.a., 1977; Sɪʟᴠᴇʀᴍᴀɴ u.a., 1973):

- Durch die Neuordnung des Körpers um seine »innere Linie« dehnt sich diese höhere Ordnung tendenziell auf andere Ebenen des psychophysischen Kontinuums der Persönlichkeit aus.
- Eine breitere Palette von – ökonomischen, flexiblen wie stabilen – Haltungs- und Bewegungsmustern eröffnet neue Optionen auch auf der Ebene des Verhaltens, der Denkgewohnheiten und der Empfindungen.
- Durch die Förderung des dynamischen Gleichgewichts im Autonomen Nervensystem verbessern sich die selbstregulierenden Verarbeitungsmöglichkeiten von emotionalen Belastungen und Streß.
- Die Verbesserung des Stoffwechsels durch Erhöhung der »Leitfähigkeit« des Bindegewebes und seiner Grundsubstanz begünstigt die physiologischen Grundlagen einer ausgeglichenen Psyche und eines gestärkten Immunsystems (D'Uᴅɪɴᴇ, 1986; Jᴜʜᴀɴ, 1992).

Kontraindikation

Obgleich Rolfing generell für Kranke ebenso geeignet ist wie für Gesunde, gibt es eine Reihe von Kontraindikationen:

Krebs, AIDS, schwere Herzkrankheiten oder Gehirnschäden, Aneurysmen, starke (!) spastische Störungen, entzündliche Bindegewebserkrankungen, Osteoporose in fortgeschrittenem Stadium.

Verbreitung, Ausbildung, Kostenübernahme

Gegenwärtig gibt es weltweit etwa 900 Rolfer(innen), davon arbeiten an die 80 in deutschsprachigen Ländern. Sie kommen aus unterschiedlichen Berufsfeldern wie Medizin, Psychologie, Kunst und Pädagogik.

Die Ausbildung zum Certified Rolfer sowie die Weiterbildung zum Advanced Certified Rolfer erfolgt ausschließlich durch das *Rolf Institute of Structural Integration* bzw. die *European Rolfing Association e.V.* Aus Gründen der Unterscheidbarkeit dieser qualifizierten Ausbildung von unseriösen Nachahmern sind die Begriffe »Rolfing« und »Rolfer« in den meisten Ländern eingetragene, geschützte Titel.

Ausbildungsvoraussetzungen sind u.a.: Eigenerfahrung im Rolfing, physiologische und anatomische Kenntnisse, eine schriftliche Zulassungsarbeit, praktische Massagekenntnisse, psychologische Eignung sowie ein spezielles Auswahlverfahren.

Eine Rolfing-Sitzung dauert 1-1,5 Stunden und kostet in Deutschland etwa

160 Mark. Eine Kostenübernahme durch Krankenkassen gibt es in Deutschland derzeit nicht, wohl aber teilweise in der Schweiz.

Eine Adressenliste von Rolfer(innen) sowie Ausbildungsrichtlinien können bei der European Rolfing Association e.V. angefordert werden.

....

Literatur

ALBER-KLEIN, C. / WAGNER, W.: *Rolfing - Neuordnung der Körperstruktur. Ärztezeitschrift für Naturheilverfahren 5/88, Medizinisch-Literarische Verlagsgesellschaft, Uelzen*

ANSON, B.: *Rolfing. Stories of Personal Empowerment, Kansas City 1991 (Fallgeschichten)*

BRECKLINGHAUS, H.G.: *Rolfing. Was es kann, wie es wirkt und wem es hilft. PAL-Verlag, Mannheim 1992*

COTTINGHAM, J. / PORGES, S. / RICHMOND, K.: *Shifts in Pelvic Inclination Angle and Parasympathetic Tone Produced by Rolfing Soft Tissue Manipulation. Physical Therapy Forum, Vol.68/No.9, 1988, USA (Studie)*

COTTINGHAM, J. / PORGES, S./ LYON, T.: *Effects of Soft Tissue Mobilization on Parasympathetic Tone in Two Age Groups. Journal of American Physical Therapie Ass., Vol.68/No.3, 1988, USA (Studie)*

COTTINGHAM J.: *Effects of Soft Tissue Mobilization on Pelvic Inclination Angle, Lumbar Lordosis, and Parasympathetic Tone: Implications for Treatment of Disablilities Associated with Lumbar Degenerative Joint Desease. Testimony in Maryland, USA, in : Rolf Lines, Boulder, USA, Spring 1992 (Studie)*

D'UDINE, B.: *Biological Considerations on Rolfing, unveröffentlichtes Vortragsmanuskript, Florenz 1986*

FAHEY, B.W.: *The Power of Balance. A Rolfing View of Health. Metamorphous Press, Portland, USA; 1989.*

FLURY, H.: *Notes on Structural Integration. Hefte 86, 87, 88, 90, 91 und 93. Eigenverlag, Badenerstr. 21, CH-Zürich*

FLURY, H.: *Die neue Leichtigkeit des Körpers, DTV, München 1995*

HUNT, V., MASSEY, W., WEINBERG, R., BRUYERE, R., HAHN, P.: *A Study of Structural Integration from Neuromuscular, Energy Field and Emotional Approaches. Rolf Institute, Boulder, USA 1977 (Studie)*

JUHAN, D.: *Körperarbeit. Die Soma-Psyche-Verbindung. Knaur-Verlag, München 1992*

LEVINE, P.: *Stress. in: Psychophysiology, Hrsg. Coles, Donchin und Porges, Guilford Press, New York 1986, S. 331-353*

OSCHMAN, J.: *The Connective Tissue and Myofascial System. Aspen Research Institute, 1430 Le Roy Avenue, Berkeley, USA; 1981*

ROLF, I.: *Rolfing - Strukturelle Integration. Hugendubel-Verlag, München 1989*

ROLF, I.: *Rolfing im Überblick. Junfermann Verlag, Paderborn 1993*

ROLF, I.: *Rolfing als Strukturelle Integration. In: Integrative Therapie 1/78, S. 65-71*

ROLF, I.: *Structural Integration - A Contribution to the Understanding of Stress. In: Confinia Psychiatrica 16/73, S. 69-79, Basel*

SCHWIND, P.: *Alles im Lot: Rolfing. Goldmann Verlag, München 1988*

SILVERMAN, J., RAPPAPORT, M., HOPKINS, H., ELLMAN, G., HUBBARD, R., BELLEZA, T., BALDWIN, T., GRIFFIN, R., KLING, R.: *Stress, Stimulus Intensity Control and the Structural Integration Technique. In: Confinia Psychiatrica 16/73, Basel (Studie)*

....

Anhang: Adressen

USA
Rolf Institute
P.O. Box 1868,
Boulder, CO 80306, USA

Deutschland
European Rolfing Association e.V.
Ohmstraße 9,
D-80802 München,
Tel. 089/396802

Brecklinghaus, Hans Georg
Stadtstraße 9a,
D-79104 Freiburg,
Tel. 0761/286866

»Ausleitende« Therapien und Therapien mit lokal reizenden und reflektorischen Wirkungen: Allgemeine Grundlagen

Begriffsbestimmung. Humoralpathologische Grundideen. Dyskrasie, Eukrasie; Fülle. Einzelne Techniken. Symptomatische Therapie; ursprünglich Begleit- bzw. Folgetherapie. Literatur

MALTE BÜHRING

Einleitung

Die Begriffe einer ab- und ausleitenden Therapie sind historisch bedingt. Sie fassen Behandlungsmethoden zusammen, von welchen überwiegend angenommen wurde, daß sie eine Ansammlung falscher »Säfte«, Ablagerungen, schädliche Stoffwechselprodukte und Giftstoffe im Organismus mobilisieren, umverteilen und zur Auscheidung bringen.

Grundlagen zum Verständnis einer solchen Therapie basieren auf Vorstellungen des humoralpathologischen Menschen- und Weltbildes. In Zusammenhang mit Aderlaß- und Blutegelbehandlungen, Schröpftherapien, hautreizenden Verfahren, Schwitzpackungen u.a.m. werden solche Vorstellungen teilweise auch noch heute gepflegt, insbesondere sind sie noch in der Volksmedizin und bei medizinischen Laien lebendig. Die sich ab dem 19. Jahrhundert ent-

wickelnde naturwissenschaftliche »Schulmedizin« hat dann die unterschiedlichen zellulären Strukturen einzelner Organe entdeckt, welchen sie ihr ganzes Interesse zuwandte.

Humoralpathologische Grundideen

Die Grundidee humoralpathologischer Vorstellungen basiert auf dem Ergebnis früh-griechischer Naturphilosophie, nach welchem der Mensch und seine physische Umgebung prinzipiell aus den vier Elementen Erde, Wasser, Luft und Feuer zusammengesetzt sind.

Hippokrates (470-377 v. Chr.) und seine Schule haben diese Idee medizinisch umgesetzt und auf die Physiologie und Pathologie des Menschen angewendet. Repräsentanten des erdigen, des wäßrigen, des luftigen und des feurigen Prinzips waren im Menschen (in erster Annäherung) die vier bekannten »Säfte«:

1

Die schwarze Galle (Milz-Galle), der Schleim, das Blut und die gelbe Galle (Leber-Galle), auf deren weitere Differenzierung wir hier verzichten müssen (s. aber Abb. 1).

Diese Begriffe hatten vor allem eine metaphorische Dimension, sie bezeichneten mehr qualitative Aspekte von Substanz und Funktion, als daß sie selbst materiell vorgestellt wurden. Im psychi-

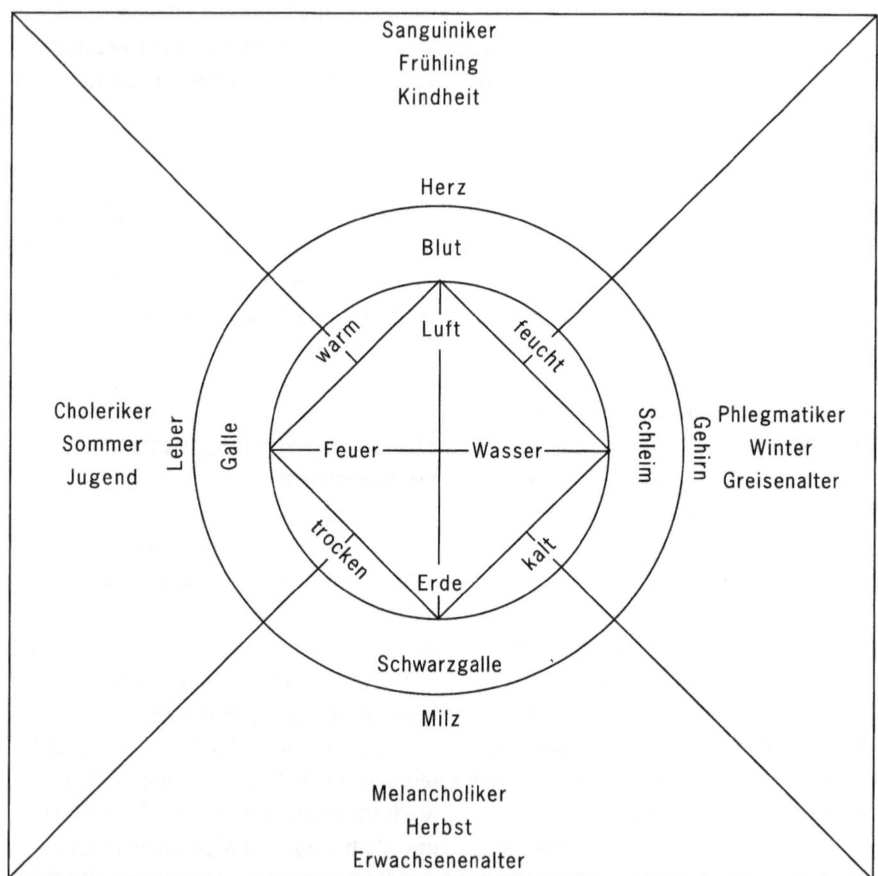

Abb. 1: *Stark vereinfachtes Schema zum humoralpathologischen Menschenbild (nach Schipperges, 1978)*

Sektion 16,
Anthroposophische
Medizin

Editor P. F. Matthiessen

16.01   Anthroposophische Medizin im Überblick
von P. F. Matthiessen

16.02   Anthroposophische Medizin:
Allgemeine Grundlagen
– in Vorbereitung –

16.03   Geschichte der Anthroposophischen Medizin
– in Vorbereitung –

Weitere Beiträge in Vorbereitung

Folgelieferung November '95

Anthroposophische Medizin im Überblick*

Einführung: Wissenschaftstheoretische Vorbemerkungen; Antroposophische Menschenkunde; Antroposophische Medizin und Forschung. Verbreitung. Anwendungsbereiche. Bisherige Forschung; Besondere Forschungsproblematik; Forschungsbedarf. Literatur.

PETER F. MATTHIESSEN

Einführung

Wissenschaftstheoretische Vorbemerkungen

Die Anthroposophische Medizin ist in den 20er Jahren dieses Jahrhunderts durch Rudolf Steiner und Ita Wegmann begründet und in bezug auf ihre wesentlichen methodischen und inhaltlichen Gesichtspunkte in dem Werk »Grundlegendes für eine Erweiterung der Heilkunst nach geisteswissenschaftlichen Erkenntnissen« (STEINER und WEGMANN 1984, erste Aufl. 1925) und ferner zwischen 1920-25 in schriftlich dokumentierten Kursen und Vorträgen Steiners vor Ärzten und Medizinstudenten (STEINER 1982, 1984 a,b, 1985 a,b, 1987 b, 1989) dargestellt worden. Ent-

sprechend dem Titel des o.g. Werks versteht sich die Anthroposophische Medizin nicht als Opposition oder Alternative zur modernen naturwissenschaftlichen Medizin, sondern als methodische und thematische Erweiterung des naturwissenschaftlichen Ansatzes um geisteswissenschaftliche Gesichtspunkte von Mensch und Natur. Im Hinblick auf ihr Anliegen und ihre wissenschaftliche Begründung muß sie im Zusammenhang und vor dem Hintergrund der von Rudolf Steiner begründeten Anthroposophie gesehen werden, die sich nicht als Lehrmeinung, sondern als methodisch nachvollziehbare Geistes-*Wissenschaft* in dem Sinne versteht, daß sie die Beziehung des Geistigen in Mensch und Natur zum Geistigen im Weltganzen aufsucht und dabei die Gründung ihrer Erkenntnis und der Wissenschaft schlechthin durch die Weiterentwicklung der abendländischen Erkenntnistheorie zu leisten versucht (STEINER 1979, 1987 a, 1980, erste Auflage jeweils 1886, 1891, 1894).

---

* Diese Bestandsaufnahme wurde gefördert vom Projektträger Forschung im Dienste der Gesundheit im Auftrag des Bundesministeriums für Forschung und Technologie.

In der Auseinandersetzung mit der abendländischen Erkenntnistheorie, im besonderen mit den von Kant postulierten prinzipiellen Grenzen menschlicher Erkenntnis wird dabei geltend gemacht, daß eine methodisch nachvollziehbare evolutionäre Erweiterung des menschlichen Erkenntnisvermögens über die sinnenfällige Erfahrung hinaus möglich ist. Das anthroposophische Wissenschaftsbemühen kann daher als Anwendung des *Erfahrungsprinzips* in radikaler und universaler Form verstanden werden und versucht insofern die zwei Grundausrichtungen der abendländischen Wissenschaft – empirische und transzendentale Forschung – miteinander zu verbinden, indem die Frage nach den Bedingungen der Möglichkeit der Erkenntnis ins Empirische gewendet wird, und umgekehrt erfährt die Frage nach der Sinneswahrnehmung eine transzendentale Erweiterung (BLANKENBURG 1971).

Auch wenn viele ideelle Inhalte der Anthroposophie zunächst als von ihrem Gründer mitgeteilte Resultate geisteswissenschaftlicher Forschung, also als »Offenbarungen« erscheinen, so gehört es doch zum grundsätzlichen Selbstverständnis Anthroposophischer Geisteswissenschaft, solche Inhalte im Sinne eines schrittweisen, eigenständigen wissenschaftlichen Erkenntnisprozesses zu erarbeiten. Anthroposophische Geisteswissenschaft und physisch-empirische Wissenschaft beziehen sich dabei auf ver-

schiedene Wirklichkeitsebenen. Sie müssen daher jeweils nach ihren eigenen Methoden und Gesetzmäßigkeiten behandelt werden. Von Steiner wurde wiederholt betont, daß man durch Geisteswissenschaft nicht etwa dasselbe finden könne wie durch »sinnenfällig-empirische« Forschung. Vielmehr stünden beide Bereiche in einem komplementären, sich gegenseitig ergänzenden Verhältnis zueinander.

Für die empirischen Wissenschaften liegt die Bedeutung der Anthroposophie nach Steiner vor allem darin, Anregungen zu geben und neue Fragestellungen aufzuwerfen, die dann von der empirischen Forschung aufgegriffen und selbstständig bearbeitet werden können.

Von anthroposophischen Wissenschaftlern wird daher betont, daß zwar die Anthroposophische Geisteswissenschaften und die sinnlich-empirischen Wissenschaftsansätze sich auf unterschiedliche Bereiche der Wirklichkeit beziehen, daß aber dort, wo es sich auf beiden Seiten um ein in ichhafter Selbsttätigkeit vollzogenes, kompromißloses Streben nach Wahrheit handele, also Fragestellungen, Methoden und Aussagen nicht auf dem Boden dogmatischer Einengungen erfolgen, keine grundsätzlichen Gegensätze im Wissenschaftsverständnis geben könne.

In ihrem methodischem Vorgehen ist sie demzufolge bestrebt, die den sinnenfälligen Erscheinungen zugrundeliegenden ideellen Gesetzmäßigkeiten nicht als subjektiv-spekulative, hypothetische Modellvorstellungen zu behandeln, sondern diese durch methodische Erschließung neuer Erfahrungshorizonte als reale Seinsbereiche zu begreifen. In Bezug auf die Anthroposophische Medizin, d.h. eine um anthroposophische Erkenntnismethoden und Ideen erweiterte naturwissenschaftliche Medizin, wird von ihren Vertretern geltend gemacht, daß erst vor dem Hintergrund eines umfassenden Verständnisses vom Menschen in leiblicher, seelischer und geistiger Hinsicht ein wirklichkeitsentsprechendes Verständnis von Gesundheit, Krankheit und Heilung möglich werde. Zudem sei der derzeitige Begriff der naturwissenschaftlichen Medizin mehrdeutig und mißverständlich und keineswegs identisch mit dem der wissenschaftlichen Medizin überhaupt. Insofern der Mensch nicht nur ein physisch-materielles, sondern darüberhinaus auch ein lebendiges, seelisches und geistiges Wesen sei, gehöre zur »Natur« des Menschen sehr viel mehr als dasjenige, was nach dem Selbstverständnis der modernen Naturwissenschaften Gegenstand naturwissenschaftlicher Forschung sei. Soweit die gegenwärtig herrschende Medizin nur auf dem Wissenschaftsverständnis der sogenannten exakten Naturwissenschaften basiere, fehle ihr eine medizinisch eigenständige erkenntnistheoretische Fundierung und damit ein tiefergehendes Verständnis der

Kategorien Gesundheit, Krankheit und Heilung. Die anthroposophische Medizin versuche dies insofern zu leisten, als sie die gemeinhin ausgeklammerten oder als aporetisch geltenden Fundamentalfragen in der Medizin nicht ausklammere, sondern zum Erkenntnisgegenstand erhebe. Derzeit stelle die Medizin noch ein eklektizistisches Gebilde dar, das im wesentlichen am Fortschritt ihrer Hilfswissenschaften partizipiere, ohne ihre medizinspezifischen Grundbegriffe geklärt zu haben. Eine Verständigung über die Frage nach der Wissenschaftlichkeit in der Medizin setze aber die Erarbeitung einer eigenständigen medizinischen Begriffsbildung voraus, auf deren Boden dann erst ein unvoreingenommener Diskurs über Fragen der Methodenadäquanz in der ärztlichen Erkenntnisbildung erfolgen könne.

Anthroposophische Menschenkunde

Nach einer für die Arzneimittelkommission der Hufelandgesellschaft vom Vorstand der »GESELLSCHAFT ANTHROPOSOPHISCHER ÄRZTE« verfaßten Kurzdarstellung (1990) stützt sich die Anthroposophische Medizin bei der Beurteilung von Gesundheit, Krankheit und Heilung »auf die physischen Gesetzmäßigkeiten, die von den Naturwissenschaften erfaßt werden und berücksichtigt gleichwertig die Gesetzmäßigkeiten von Leben, Seele und Geist in ihren gegenseitigen Abhängigkeiten. Physischer Leib, Lebensorganisation, seelische Empfindungsorganisation und geistige Ich-Organisation sind gemäß der anthroposophischen Menschenkunde die vier Wesensglieder des Menschen.

Die genannte Vierheit bewirkt eine differenzierte funktionelle Gliederung des Menschen und die Grundgesetzlichkeiten seines Wesens. Der physische Leib ist durch die natürlichen Sinnesorgane wahrnehmbar, die drei anderen Wesensglieder nicht. Sie können zunächst nur mittelbar an ihren Wirkungen im Bereich der sinnlichen Phänomene erkannt werden. Das Zusammenwirken der Wesensglieder in der menschlichen Leiblichkeit bewirkt eine morphologisch-funktionelle Dreiheit von

- Nervensinnessystem mit seinem Zentrum in der Schädelhöhle, aber funktionell in den ganzen Körper hineinwirkend,
- rhythmischem System mit seinem funktionellen Zentrum in der Brusthöhle sowie dem
- Stoffwechsel-Gliedmaßensystem, das funktionell alle Stoffwechselvorgänge und willkürlichen Bewegungsabläufe zusammenfaßt und sein Zentrum in den Stoffwechselorganen der Bauchhöhle und den Gliedmaßen hat.

Dieser leiblichen Dreigliederung entspricht eine seelische Dreigliederung des Menschen:

- Nerven-Sinnessystem – Träger des Denkens,
- rhythmisches System – Träger des Fühlens,
- Stoffwechsel-Gliedmaßensystem – Träger des Wollens.

Die dreigliederige Ordnung wirkt sich im gesamten Organismus, in Organsystemen, Organen, Geweben und Zellen sowohl morphologisch als auch funktionell aus und erfährt in jedem Lebensalter eine entsprechende Modifikation. Zwischen den beiden gegensätzlichen Polen, Nerven-Sinnessystem und Stoffwechsel-Gliedmaßensystem vermittelt das rhythmische System und schafft Gesundheit im Sinne einer labilen, stets neu zu schaffenden Gleichgewichtslage, die einem harmonischen Zusammenwirken der Wesensglieder entspricht. Die Entgleisungen aus der gesunden Mittellage ergeben die vielfältigen Krankheitserscheinungen.

Diese Auffassung einer leiblich-seelischen Funktionsordnung, welche den ganzen Menschen als beseelt erkennt, ermöglicht eine umfassende Sicht auf physiologische, pathologische und therapeutische Probleme. Das Therapieziel ergibt sich aus der Aufgabe, den notwendigen Ausgleich der ungleichgewichtigen

Kräftesituation wiederherzustellen. Zum Krankheitsverständnis und zur Heilmittelfindung ist eine Forschung erforderlich, die sich auf die oben angegebenen Methoden stützt. Für die Überleitung von der Pathologie zur Therapie ist dabei im Konkreten stets die Frage zu klären, wie die oben beschriebenen Organisationssysteme und Wesensglieder bei einem kranken Menschen ineinandergreifen und mit welchem Heilmittel aus den drei Naturreichen oder durch welche vom Menschen selbst ausgeübte Tätigkeit eine Heilung des Patienten erzielt werden kann. Die Kenntnis von der Wesensverwandtschaft des Menschen mit den Naturreichen einerseits und mit den von ihm selbst ausgeübten Tätigkeiten andererseits sind dafür die notwendige Grundlage.

Für das Krankheitsverständnis der Anthroposophischen Medizin ist es wesentlich, daß die leiblichen Veränderungen als Ausdruck der Seele und des Geistes verstanden werden, die sich in ihren Wechselbeziehungen durch Krankheit ebenso offenbaren können wie in den gesunden Äußerungen des Lebens und der Seele. Eine aus der Natur entnommene Substanz muß in der Regel durch ein geeignetes pharmazeutisches Verfahren erst zum Arzneimittel zubereitet werden. Somit ist das Herstellungsverfahren das Bindeglied zwischen Natursubstanz und Patient. Unter diesem Aspekt muß dem Herstellungsverfahren prinzipiell

die gleiche Bedeutung zugemessen werden wie dem Arzneimittelausgangsstoff. Eignung und Sinn des Herstellungsverfahrens ergeben sich aus dem therapeutischen Ziel gemäß der Therapierichtung. Eine Abgrenzung der Arzneimittel der anthroposophisch-orientierten Medizin von Pharmaka anderer wissenschaftlicher Richtungen läßt sich nur teilweise von den verwendeten Ausgangsstoffen und dem Herstellungsverfahren her durchführen. Das wesentliche ist der Zusammenhang, in den sie durch die therapeutische Ratio gebracht werden«.

In bezug auf das Verhältnis der Anthroposophischen Medizin zu anderen medizinischen Richtungen wird von ihren Vertretern geltend gemacht, daß die methodischen und inhaltlichen Errungenschaften der modernen naturwissenschaftlichen Medizin eine unabdingbare Basis für den um anthroposophisch erweiterte Methoden und Gesichtspunkte bemühten Arzt und Forscher darstelle, und daß die Anthroposophische Medizin deshalb ausschließlich von Ärzten und wissenschaftlich ausgebildeten Forschern betrieben werden soll.

Um dem Wesen des Menschen und seiner Erfassung in Gesundheit, Krankheit und Heilung gerecht zu werden, müsse eine Medizin, die dem Anspruch auf Wissenschaftlichkeit genüge, aber stets mehr sein als Naturwissenschaft. Hinzu komme, daß das naturwissenschaftliche Leitbild der heutigen Medizin in seiner begrifflichen Ausformung der klassischen Physik entspreche. Insofern herrsche hier somit ein »physikalistisches« Paradigma vor, das bereits die Phänomene des Lebendigen und die Eigengesetzlichkeiten des Organischen nicht hinreichend erfasse. Vielmehr bedürfe es bereits für die Erforschung des Organischen anderer Methoden und Begriffsbildungen und deshalb der Erarbeitung einer sich originär begründenden Biologie als Grundlage zu einem ärztlichen Verständnis der Lebensprozesse. Insofern ergebe sich hier in bezug auf die Anthroposophische Medizin eine Nähe zu »natürlichen« Behandlungsverfahren der Naturheilkunde, als dort versucht werde, therapeutisch spezifische oder unspezifische Anregungen für Selbstordnungsleistungen des menschlichen Organismus zu geben.

Darüberhinaus sei es das praktische und wissenschaftliche Anliegen der Anthroposophischen Medizin, dem individuellen und letztlich einzigartigen Entwicklungsgeschehen im Rahmen einer menschlichen Biographie Rechnung zu tragen und von dorther Krankheits- und Gesundungsvorgänge zu begreifen. Eine menschengemäße Medizin könne letztlich nur von der menschlichen Individualität ausgehen, die sich über den Leib mit der natürlichen und sozialen Umwelt verbinde und sich in ihr durch den Leib verwirkliche. In diesem Gesamtrahmen, den es zu erforschen gelte, komme

den naturwissenschaftlichen Aspekten ein gewichtiger aber keineswegs ausschließlicher Rang zu.

Eine derartig verstandene Medizin könne sich nicht mit häufigkeitsabhängigen Normalwerten und starren nosologischen Entitäten begnügen. Es gelte vielmehr stets, den Kranken in seiner individuellen leiblich – seelisch – geistigen Gesamtsituation zu erfassen und vor diesem Hintergrund nach der Bedeutung der einzelnen Symptome und Krankheitsprozesse zu fragen. Erst dann seien therapeutische Hilfestellungen erschließbar, deren Ziele nicht lediglich in der forcierten Korrektur normabweichender Vorgänge bestehen, sondern durch die ein Heilungsvorgang eingeleitet oder unterstützt wird, der an die Eigenaktivität sowohl des seelisch-geistigen wie auch des leiblichen Bereichs des Kranken gerichtet ist. Das Durchmachen einer Krankheit und die aktive Beteiligung des Kranken an der Überwindung einer Krankheit könne vor dem Hintergrund der Gesamtbiographie eines Menschen zu einem höheren Maß an Gesundheit führen. Insofern müsse eine raschest mögliche Symptombeseitigung, wie sie gegenwärtig in der Medizin – und zumeist als Folge einer unkritischen Identifizierung von Krankheitssymptomen mit dem Gesamtprozeß einer Krankheit – praktiziert werde, von einem an den Entwicklungsschritten eines Menschen in seiner Biographie sich orientierenden

Folgelieferung November '95

Ansatz als fragwürdig erachtet werden, da in bezug auf die so erzielte Normalität sich leicht das Problem einer Pseudogesundheit ergebe.

Ebenso wie der menschliche Organismus schon in seinem Bauplan die spezifischen Voraussetzungen für menschliches Denken, Fühlen und freies Handeln erkennen lasse, treffe dies auch für seine physiologischen Funktionen zu. Diese spezifisch menschliche Struktur sei daher für die Beurteilung von Gesundheit, Krankheit und Heilung ebenso wie für die Wirksamkeit und Angemessenheit einer Therapie zu berücksichtigen. Die aus einer anthroposophisch orientierten Krankheitslehre resultierenden Diagnosen überschreiten daher vielfach die überkommenen Klassifikationen von Krankheitseinheiten (FINTELMANN 1987, GLÖCKLER et al. 1991, HUSEMANN und WOLFF 1986, KOOB 1978, SIEWECKE 1967, 1982).

Entsprechend dem Anliegen der Anthroposophischen Medizin, den Kranken vor dem Hintergrund einer umfassenden menschenkundlichen, anthropologischen Dimension in seiner vielschichtigen psychosomatischen Individualität zu erfassen, finden sich im Kontext der Anthroposophischen Medizin neben eigenen medikamentösen Therapieformen eine ganze Reihe nicht-medikamentöser Heilverfahren entwickelt, die stets als Bestandteil in einem diagnostisch-therapeutischen Gesamtkonzept aufgefaßt

werden, für die gezielte Indikations- und Kontraindikationsbereiche existieren und die häufig unter übergreifenden Gesichtspunkten zusammen mit medikamentösen Behandlungsverfahren – und insofern stets unter ärztlicher Aufsicht – kombiniert zur Anwendung kommen (Heileurhythmie, Musiktherapie, Maltherapie, therapeutisches Plastizieren, therapeutische Sprachgestaltung, rhythmische Massage und rhythmische Bewegungsbäder, Bothmer-Gymnastik, anthroposophische Gesprächstherapie; ausführliche zusammenfassende Darstellung in: GLÖCKLER et al. 1991).

Nach dem Urteil anthroposophischer Ärzte kann daher die Frage nach der therapeutischen Wirksamkeit nicht isoliert in bezug auf ein Mittel, sondern stets nur in bezug auf die jeweilige Ziel-Mittel-Rationalität und eine therapeutische Gesamtstrategie gestellt werden.

Verbreitung

Nach Auskunft des Vereins »Verein für ein erweitertes Heilwesen« praktizieren in der BRD ca. 6.000 niedergelassene Ärzte ausschließlich oder schwergewichtig nach den Methoden der Anthroposophischen Medizin. Darüberhinaus wird eine Zahl von ca. 15.000 niedergelassenen Ärzten genannt, die an anthroposophischen Therapieverfahren interessiert sind und insbesondere Mistelpräparate in der Krebsbehandlung einsetzen.

Ferner wird eine Zahl von 3.000 Medizinstudenten genannt, die von Informations- und Ausbildungsangeboten regelmäßig Gebrauch machen. Bezüglich einer Patienteninitiative für Anthroposophische Medizin wird eine Mitgliederzahl von 13.000 genannt. Schwerpunktmäßig finden sich die Aktivitäten der Anthroposophischen Medizin im ambulanten, niedergelassenen Bereich.

Darüberhinaus existieren in der BRD neun staatlich anerkannte Kliniken mit insgesamt 1.400 Betten der verschiedenen Fachbereiche, in denen ausschließlich oder überwiegend nach anthroposophischen Gesichtspunkten behandelt wird (siehe Tabelle 1).

....

Anwendungsbereiche

Als Indikationsbereiche werden übereinstimmend alle solchen akuten und chronischen Erkrankungsformen genannt, bei denen eine Heilung oder Linderung durch spezifisches therapeutisches Ansprechen von potentiell noch vorhandenen Selbstordnungs- bzw. Selbstheilungskapazitäten zu erwarten ist.

Entsprechend werden als *Kontraindikationsbereiche* solche Krankheitszustände genannt, bei denen ein Heteronomie-orientiertes therapeutisches Vorgehen im Sinne des Funktionsersatzes, der Funktionsausschaltung und der Funktionslenkung notwendig wird.

Es wird hervorgehoben, daß eine solche Unterscheidung keinesfalls bedeute, daß Heilmittel der Anthroposopischen Medizin lediglich bei leichteren Erkrankungen wirksam seien. Ihr Einsatz erweise sich auch bei akuten krisenhaften Krankheitssituationen, zum Beispiel Koliken, akuten Infektionskrankheiten, akuten allergischen Reaktionen, akuten Blutungen bei hämorrhagischer Diathese etc. als wirksam. Vielmehr komme es wesentlich auf die gezielte Mittelwahl durch die Erfahrenheit des behandelnden Arztes an.

Im Speziellen werden als prioritäre, *besonders häufig zur Anwendung kommende Indikationsgebiete* genannt:

- Funktionelle Herz-Kreislauferkrankungen
- Kindliche Entwicklungsstörungen und Kinderkrankheiten
- Allergische Erkrankungen
- Atemwegserkrankungen
- Psychiatrische Erkrankungen (mit Ausnahme schwerer akuter endogener oder exogener Psychosen)
- Dermatologische Erkrankungen
- Psychosomatische Erkrankungen
- Bösartige Neubildungen (Vorbeugung bei allgemeiner präkanzeröser Konstitution, postoperativ-adjuvante Behandlung, Behandlung inoperabler, fortgeschrittener Malignome, Gesundheitsprävention).

....

Folgelieferung November '95

Folgelieferung November '95

Tabelle 1: Kliniken, in denen ausschließlich oder überwiegend nach anthroposophischen Gesichtspunkten behandelt wird.

Klinische Einrichtungen:	
Gemeinnütziges Gemeinschaftskrankenhaus, Klinikum der Universität	Witten/Herdecke
Filderklinik, Gemeinnütziges Gemeinschaftskrankenhaus,	Filderstadt bei Stuttgart
Klinik Öschelbronn,	Niefern-Öschelbronn
Krankenhaus Havelhöhe,	Berlin
Friedrich-Husemann-Klinik,	Buchenbach bei Freiburg im Breisgau
Paracelsus-Krankenhaus,	Bad Liebenzell
Krankenhaus Lahnhöhe,	Lahnstein
DRK- und Freimaurerkrankenhaus, Internistische Abteilung,	Hamburg
Kreiskrankenhaus Heidenheim, Homöopathische Abteilung,	Heidenheim
Sieben Zwerge-Klinik für Drogenkrankheiten,	Salem-Oberstenweiler
Kurkliniken und Sanatorien:	
Kurklinik für Dynamische Therapie, »Studenhof«,	Dachsberg-Urberg über St. Blasien/Schwarzwald
Sanatorium Sonneneck,	Badenweiler
Sanatorium Schloß Hamborn,	Borchen
Haus Am Stalten, Sanatorium für Allgemeinmedizin	Steinen-Endenburg

Bisherige Forschung

Forschungsaktivitäten auf dem Gebiet der Anthroposophischen Medizin waren bisher schwerpunktmäßig einerseits der Suche nach einem grundlegenden Verständnis von Krankheit und der verschiedenen Krankheitstypen sowie den daraus sich ergebenden Heilverfahren gewidmet, andererseits der Entwicklung, Anwendung und Überprüfung sog. »goetheanistischer«, d.h. qualitativ-hermeneutisch ausgerichteter Methoden und experimenteller Untersuchungen. Als leitend für solche empirischen Forschungsaktivitäten wird das Bemühen angesehen, über die auf Kausalanalyse gerichtete und daher mit einer Zergliederung des Untersuchungsobjekts einhergehende Forschungsmethode hinaus solche Experimentalanordnungen zu entwickeln, die ein qualitatives Erfassen von Wesenseigenschaften und Kräftezusammenhängen der untersuchten Objekte erlauben.

Besondere Forschungsmethoden

Für den medizinischen Bereich sind hierzu insbesondere die sogenannte »Bildschaffenden Methoden« zu nennen, die seit mehreren Jahrzehnten in Form verschiedenartiger Techniken verwandt werden:

- Das kapillardynamische Steigbild nach L. Kolisko
- Die Kupferchlorid-Kristallisation nach E. Pfeiffer
- Die Tropfbild-Methode nach Th. Schwenk.

Die dabei auftretenden Fließ- bzw. Kristallisationsformen sollen je nach Beschaffenheit etwa von Wasser, Pflanzensäften oder Blut auf charakteristische Weise variieren. Die Steigbildmethode etwa wurde zunächst im Rahmen astronomischer Konstellationsforschungen verwandt, d.h. im Rahmen von Versuchen, Planeteneinflüsse auf Pflanzenprozesse sichtbar zu machen, später auch zur Erfassung qualitativer Aspekte in der Arzneimittelforschung. Die Kristallisations-Methode wird seit langem zur Früherfassung polar verschiedener Krankheitstendenzen – wie etwa entzündliche und sklerosierende Erkrankungstypen einschließlich einer Zuordnung zu bestimmten Organen – verwandt, darüberhinaus auch zur Sichtbarmachung der Einflüsse potenzierter Metallzusätze bei pflanzlichen und tierischen Präparaten (BESSENICH 1960; KAELIN 1965 a,b; KOLISKO 1927, 1953, 1978; PFEIFFER 1936; SELAWRY 1957, 1968, 1985).

Solche qualitativen, bildschaffenden Methoden finden vielfach auch im Zuge der pharmazeutischen Mistelforschung Anwendung. Seit Jahrzehnten werden hier täglich Steigbilder vom Saft frisch geernteter Misteln hergestellt, um an Hand der Zustandsänderungen des Saftes im Jahreslauf und bezüglich weiterer kosmischer Rhythmen die geeignetsten

Folgelieferung November '95

Pflückzeiten zu ermitteln oder wirtsbaumspezifische Unterschiede aufzuzeigen. Häufig sollen sich im Steigbild – auch innerhalb botanisch identischer Mistelunterarten – wirtsbaumtypische Merkmale aufzeigen lassen (siehe KAELIN 1965 a,b; KOLISKO 1927, 1953, 1978; SELAWRY 1957).

Solche Verfahren werden von den Vertretern der Anthroposophischen Medizin, Pharmazie und Biologie übereinstimmend als »noch nicht ausgereift« und mithin als weiterentwicklungsbedürftig angesehen. In bezug auf ihre Aussagekraft werden sie – wie eine Umfrage erneut bestätigt hat – offensichtlich auch innerhalb der anthroposophischen Ärzteschaft recht unterschiedlich beurteilt. Wegen ihrer grundlegend anders gearteten Ausrichtung der Erkenntnisgewinnung sind diese Ansätze bisher vom etablierten Wissenschaftsbetrieb kaum zur Kenntnis genommen worden und insofern bisher nicht Gegenstand eines durch Vertreter der verschiedenen Wissenschaftsauffassungen geführten kritischen Diskurses gewesen.

Antitumorale Therapie

Im Rahmen bisheriger empirischer Forschungsaktivitäten zur Anthroposophischen Medizin nimmt die *Forschung zur antitumoralen Wirksamkeit von Mistelpräparaten* eine prioritäre Stellung ein. Die Mistelbehandlung des Krebses geht auf R. Steiner zurück, der den Gesicht

punkt vertrat, daß nicht allein der Mistelextrakt als solcher, sondern erst seine besondere Aufbereitung eine antitumoröse Wirksamkeit erwarten lasse. So sind im Laufe der vergangenen 65 Jahre verschiedene Mistelpräparate von verschiedenen Forschergruppen und Arzneimittelherstellern entwickelt worden, die sich in ihrer Zusammensetzung ebenso wie in Bezug auf ihre Weiterverarbeitung zum Teil deutlich unterscheiden: Iscador, Helixor, Iscucin, Vysorel, ABNOBAviscum. (Diese Thematik wird in einem gesonderten Beitrag ausführlich dargestellt werden).

Rhythmische Funktionsordnung/ Chronologische Aspekte

Als ein weiterer Themenbereich, der in der Vergangenheit zu umfangreichen Forschungsaktivitäten geführt hat und in bezug auf den bereits zahlreiche, methodisch gut gesicherte Forschungsergebnisse vorliegen, ist derjenige der rhythmischen Funktionsordnung des Menschen bzw. der chronobiologischen Aspekte von Erkrankungs- und Gesundungsvorgängen zu nennen.

Der aus der medizinischen Menschenkunde der Anthroposophie sich ergebende Gesichtspunkt einer »therapeutischen Physiologie«, d.h. der Gesichtspunkt, daß bereits die normalen, physiologischen Lebensvorgänge des Organismus als eine stete aktive Überwindung stets präsenter »kränkender« äuße rer Einflüsse anzusehen sind und Krankheits- und Heilungsvorgänge insofern lediglich als Extremerscheinungen von Vorgängen zu deuten sind, die auch den aktiven Leistungen des Gesundbleibens zugrunde liegen, hat hier dazu geführt, die organismus- bzw. individuumeigenen Selbstordnungsleistungen forschungsthematisch prioritär zu berücksichtigen: Werde der Organismus in seiner Fähigkeit zur Selbstordnung überfordert, so könne er erkranken, wobei auch die Krankheitsvorgänge wiederum Ausdruck übergreifender – wenn auch durch ein eingeschränktes Autonomieniveau charakterisierte und auf Autoprotektion zielende – gesamtorganismische Ordnungsprozesse seien. Umgekehrt bedeute Heilung letztlich stets Selbstheilung im Sinne einer Selbstordnung des Organismus.

In dieser Hinsicht lassen sich deutliche Berührungspunkte zu naturheilkundlichen Vorstellungen aufzeigen: Dem Begriff der »Hygiogenese« von Grote sowie den gegenwärtigen Bemühungen, eine einseitig pathogenetisch orientierte Medizin durch »salutogenetische« Aspekte zu ergänzen, steht das anthroposophische Konzept einer »therapeutischen Physiologie« durchaus nahe. Entsprechend der eingangs skizzierten funktionellen »Dreigliederung« der menschlichen Organisation, nach der die polaren Vorgänge von Nerven-Sinnesgeschehen und Stoffwechsel-Bewegungs-

geschehen durch die rhythmische Funktionsordnung je neu zum Ausgleich gebracht werden und die somit den eigentlichen Funktionsträger der (Selbst)heilungsvorgänge im Organismus darstellt, kommen chronobiologischen Gesichtspunkten in der Anthroposophischen Medizin eine besondere Bedeutung zu. In diesem Zusammenhang ist insbesondere auf die umfangreichen Forschungsaktivitäten am Institut für Arbeitsphysiologie und Rehabilitationsforschung der Universität Marburg (ehemaliger Direktor: Prof. Dr. G. Hildebrandt) zu verweisen und damit zugleich auf die Forschungsergebnisse aus dem Sonderforschungsbereich »Adaptation und Rehabilitation« an der Universität Marburg. Eine für den diesbezüglichen Stand der Forschung repräsentative Auswahl an Publikationen findet sich im Literaturteil (HILDEBRANDT sowie HILDEBRANDT et al. 1977-1990).

Den Forschungsaktivitäten Hildebrandts und Schülern kann in diesem Zusammenhang eine besondere Bedeutung beigemessen werden, weil sie sowohl innerhalb der konventionell-medizinisch anerkannten physiologischen Forschung als auch aufgrund ihrer thematischen und methodischen Ausrichtung im Bereich der Anthroposophischen Medizin und der Naturheilkunde über breite Akzeptanz verfügen und so geeignet sind, als Brückenschlag zwischen verschiedenen medizinischen

Richtungen zu fungieren und einen themenbezogenen Dialog zu veranlagen.

Da die in der Anthroposophischen Medizin angestrebten, vom Organismus aktiv zu leistenden, therapeutischen Sekundärreaktionen sich in der Regel nicht im akuten Versuch beurteilen lassen, sondern nur im zeitlichen Längsschnitt mit dichter Beobachtungsfolge, kommt hier der Berücksichtigung chronobiologischer Aspekte von Erkrankungs- und Gesundungsverläufen nach Ansicht anthroposophisch orientierter Ärzte eine beondere Bedeutung zu.

Mit einer differenzierten Berücksichtigung chronobiologischer, »zeitgestaltlicher« Aspekte im Rahmen von Erkrankungs- und Behandlungsverläufen werde das Anliegen verfolgt, die gängigen Einzelparameter unter übergreifenden Ordnungsgesichtspunkten des Organismus interpretieren zu können. Ein Verständnis und eine Optimierung anthroposophischer Heilverfahren erfordere insofern die Kenntnis der physiologischen Regulations-, Kompensations- und Abwehrvorgänge, ihrer spontanen und reaktiven Verhaltensweisen sowie die Anpassung des Individuums gegenüber den natürlichen Umweltfaktoren. Chronophysiologische Forschungsmethoden haben daher während der vergangenen zwei Jahrzehnte zunehmend Berücksichtigung auch in der klinischen Forschung zur Anthroposophischen Medizin gefunden und zwar sowohl als ergänzende diagnostische Kriterien als auch im Sinne von Verlaufsparametern und Zielkriterien von Behandlungsverläufen. Dies hat zu einer Reihe von klinischen Studien zur Herzphysiologie und zur Wirksamkeit anthroposophischer Heilmittel geführt, wobei Untersuchungen zur Wirksamkeit von Herz-Kreislauf-Mitteln im Vordergrund standen (BERSDORF et al. 1987, HECKMANN et al. 1985, HECKMANN und BUSCH 1987, HECKMANN und SCHENK 1985, KÜMMELL et al. 1982, 1983 b, KÜMMELL und HECKMANN 1986, 1987, VAN LEEUWEN und KÜMMELL 1987, WECKENMANN 1961, 1970 a,b, 1973, 1975, 1982 a, 1984, 1986, 1987, 1988, WECKENMANN et al. 1987 a,b).

Sonstige Forschungsbereiche

Neben diesen schwerpunktthematisch orientierten empirischen Forschungsergebnissen finden sich Veröffentlichungen zur Wirksamkeit anthroposophischer Pharmaka bzw. Behandlungsstrategien verschiedenster Krankheitsformen. In der Regel handelt es sich hier nicht um Ergebnisse aus prospektiven kontrollierten Studien, sondern um kollektivkasuistische Darstellungen zu anthroposophischen Behandlungsverfahren, etwa bei:

- Sarkoidose (KÜMMELL et al. 1983 a),
- Pseudokrupp (MADELEYN 1986),
- Merkfähigkeits- und Aufmerksamkeitsstörungen im Alter (WECKENMANN 1979, 1982 b),

- Otitis media (BÜTTNER 1973),
- experimentell erzeugtem Muskelkater (HILDEBRANDT und ELTZE 1983 a,b, 1984) u.a.m.

....

Besondere Problematik der Forschung

Ausdrücklicher als bei anderen medizinischen Richtungen wird von Seiten der Anthroposophischen Medizin geltend gemacht, daß in jeder Forschungsaktivität und in jedem experimentellen Design stets bereits ganz bestimmte theoretische Implikationen leitend sind. Dies gelte auch in bezug auf die vermeintliche Objektivität quantifizierter und reproduzierbarer Daten der exakten Naturwissenschaften. Bereits hier könne von theoriefreien, objektivistischen, von der Fragestellung, der Beobachtung und der Urteilsbildung des Wissenschaftlers unabhängigen empirischen Daten nicht gesprochen werden. Bereits die Konstitution einer invarianten Objektwelt stelle das Ergebnis einer intentionalen Leistung des Subjekts dar. Die Annahme einer subjektunabhängigen, objektiven Welt empirischer Daten würde einen naiven Realismus bekunden, der erkenntnistheoretisch nicht haltbar sei (HENSEL 1966, KIENLE 1978, 1980, 1983 a-c).

Objektivität könne insofern nicht etwa durch Elimination des forschenden Subjekts erreicht werden, sondern stets nur durch die Bereitschaft und das Bemühen des Wissenschaftlers und forschenden Arztes, einen Sachverhalt erkennend zu durchdringen und insofern die eigene Subjektivität schrittweise auf einen objektiven Sachverhalt hin zu transzendieren.

Der Wirklichkeitsbezug von Theorien und Modellen sei insofern stets durch Einsichten und Urteilsbildungen zu leisten, die außerhalb der Aussagemöglichkeiten solcher Modelle selbst durch die Urteilskraft des Forschenden zu treffen seien. Diese Problematik stelle sich auch in bezug auf die Bedeutung qualitativer und ganzheitlicher Aspekte neben den quantitativen Daten. Wissenschaftlichkeit sei keineswegs identisch mit Formalisierung und Meßbarmachung. Die Einstufung qualitativer Eigenschaften als rein subjektiv und damit als für den Erkenntnisgegenstand irrelevant sei epistemologisch längst widerlegt (STEINER 1987 a, 1979, 1980, HUSSERL 1950, HENSEL 1966, SCHEURLE 1983). Dennoch herrsche in bezug auf die Sinneswahrnehmung letztlich weltweit im Sinne eines methodischen Materialismus das Paradigma des Objektivismus und Physikalismus vor, d. h. die Überzeugung, die Sinneserfahrung als Sekundärerscheinung einer ihr zugrunde liegenden objektiv-physikalischen Wirklichkeit deuten zu können.

Folgelieferung November '95

Vor dem Hintergrund der erkenntnistheoretisch mittlerweile gut begründeten Einsicht (STEINER 1987 a, 1979, 1980, HUSSERL 1950, HENSEL 1966, SCHEURLE 1983), daß der Sinneserfahrung eine originäre, unabdingbare, nicht reduzierbare, letztbegründende Funktion als Erkenntnisquelle der empirischen Forschung zukomme, bediene sich anthroposophische Forschung eines methodischen Vorgehens, das insofern als »goetheanistisch« bezeichnet werde, als Goethe z.B. in seiner Farbenlehre – deren inhaltliche Aspekte inzwischen freilich längst grundlegende Erweiterungen und Korrekturen erfahren hätten – eine auch heute noch aktuelle Methodik der Erforschung qualitativer Aspekte aufgezeigt habe, indem er etwa in seiner Farbenlehre versucht habe, innerhalb der Mannigfaltigkeit der Farben mit einer der mathematischen Beweisführung entsprechenden Stringenz und mithin nachvollziehbar und reproduzierbar, farbenimmanente Grundgesetzlichkeiten aufzuzeigen, auf die sich die Mannigfaltigkeit der Farberscheinungen zurückführen lasse, ohne daß dabei der spezifische Qualitätsbereich der Farben verlassen werde.

Indem die Physik bisher aus eher pragmatischen denn aus erkenntniskritischen Beweggründen gemäß der Galileischen Devise »messen, was meßbar ist, und was nicht meßbar ist, meßbar machen« vorgehe und infolgedessen qualitative Aspekte nicht hinreichend thematisiere, mithin auch in Bereichen Mechanik betreibe, in denen Qualitätenzusammenhänge logisch nicht auf mechanische Gesetzmäßigkeiten reduzierbar seien, also in diesem Sinne reduktionistisch vorgehe, bestehe hier ein dringlicher Ergänzungs- und Nachholbedarf in bezug auf die Entwicklung und Anwendung qualitativer Forschungsmethoden.

Für die Erarbeitung einer umfassenden medizinischen Erkenntnislehre sei aber die Berücksichtigung solcher qualitativer Aspekte um so wichtiger, als dort in der Vergangenheit und als Ausdruck eines mißverstandenen Objektivismus eine dem Themenbereich nicht angemessene Überbewertung quantitativer Daten vorgeherrscht habe. Erst in letzter Zeit werde mit größerer Offenheit auch der Erfahrungsbereich des Befindens und der Lebensqualität wissenschaftlich thematisiert. Auch hier sei nach anthroposophischem Wissenschaftsverständnis eine unvoreingenommene Suche nach angemessenen Methoden notwendig, wolle man solche qualitativen Aspekte nicht vorschnell auf pseudoobjektive Parameter von Physik und Chemie verkürzen. Die skizzierte Problematik spiele eine wesentliche Rolle auch bei der Erkenntnisgewinnung anthroposophischer Arzneimittel. Über quantitativ-analytische Verfahren im Sinne der Isolierung einzelner Stoffgruppen hinaus strebe eine anthroposophische Pharmazeutik ein um

qualitative Aspekte erweitertes Substanz-
verständnis als Grundlage der Heilmit-
telerkenntnis an (PELIKAN 1977).

Eine grundsätzliche Methodenrefle-
xion wird aus der Sicht Anthroposophischer Medizin auch für die empirische
Forschung im Bereich des Organischen
für notwendig erachtet. Während in bezug auf die anorganische Welt ein kau-
salanalytisches Vorgehen in dem Sinne,
daß für ein sinnenfälliges Ereignis die
Ursache in einem antezedenten sinnenfälligen Ereignis aufgesucht wird, die angemessene Forschungsmethode sei, sei
eine solche Betrachtungsweise zur Erforschung von Lebenserscheinungen zwar
notwendig, aber nicht hinreichend. Eine
Reduzierung der Lebensphänomene auf
das Begriffssystem und die Größen von
Physik und Chemie habe zwar eine Aufklärung zahlreicher einzelner Wirkgefüge
erbracht, mache jedoch die autonomen
Leistungen eines lebenden Organismus
letztendlich nicht begreiflich. Die für
einen lebenden Organismus charakteri-
stischen übergreifenden Raum- und
Zeitgestalten entzögen sich schon deshalb der traditionellen Begrifflichkeit der
Physik, weil deren Gesetze ausnahmslos
differentiell seien, d. h. nur den nächst-
folgenden Raum- und Zeitpunkt berück-
sichtigten.

Ein auf maximale Objektinvarianz
gerichtetes Vorgehen der sog. exakten
Naturwissenschaften erweise sich in be-

zug auf die Lebenserscheinungen als
fragwürdig, indem diese stets von einem
negativen Aspekt her, gleichsam als Stör-
größe, beschrieben würden.

Entsprechend des autonomen orga-
nismischen Vermögens zur Selbsterhal-
tung und Selbstordnung bestehe in
bezug auf äußere (pathogene oder therapeutische) Einflüsse nicht wie im Bereich
des Anorganischen eine Ursache-Wir-
kungsbeziehung in dem Sinne, daß die
Wirkung isomorph aus der Ursache ab-
leitbar sei; vielmehr seien es im wesentlichen aktive, organismusspezifische Leistungen, die hier zum Ausdruck kämen.
Insofern stellten auch die sogenannten
Wirkmechanismen der Pharmakologie
lediglich empirische Beschreibungen
und nicht etwa kausale Erklärungen von
Arzneimittelwirkungen dar. Es gelte
insofern das herrschende Dogma von der
prinzipiellen Gleichheit des Anorganischen und Organischen zu hinterfragen
und eine eigenständige Begriffsbildung
des Lebendigen zu erarbeiten, was zugleich weitreichende Konsequenzen
für entsprechende experimentelle
Forschungsdesigns habe.

Eine entsprechende Problematik
ergebe sich auch in bezug auf Methoden-
fragen zum Wirksamkeitsnachweis therapeutischer Verfahren. Zwar habe die in
den 60er und 70er Jahren rigoros erho-
bene Forderung nach randomisierten
und multizentrischen Studien in bezug

auf ihre Anwendbarkeit und ihren Erkenntnisgewinn mittlerweile auch innerhalb der konventionellen Medizin eine deutliche Relativierung erfahren; dennoch werde die Validität von Studien gerade auch aus dem Bereich anthroposophischer und naturheilkundlicher Ansätze nahezu regelmäßig mit dem Argument der fehlenden Randomisation als unzureichend erklärt. Gerade Therapieverfahren, deren Anliegen auf besondere Weise ein individualisierendes, die individuelle Reaktionslage und konstituti onstypische Aspekte berücksichtigendes therapeutisches Vorgehen sei, seien nicht ohne weiteres unter den gegenwärtigen Kriterien der Phase III-Studien untersuchbar. Die Identifikation von Wirksamkeitsnachweis und kontrolliertem Versuch sei wissenschaftlich nicht haltbar und zudem ethisch bedenklich. Auch hier bedürfe es einer grundlegenden wissenschaftlichen Auseinandersetzung, um einerseits liebgewordene Rituale zu hinterfragen und andererseits angemessene Methodenpotentiale zu erarbeiten.

Da der Kranke stets Subjekt und nicht Objekt sei und zu den Faktoren, die die individuelle Reaktionslage bestimmten, vor allem auch das ungestörte Arzt-Patient-Verhältnis gehöre, werde eine Verblindung im Rahmen klinischer Studien zum Wirksamkeitsnachweis nicht nur aus ethischen, sondern auch aus wissenschaftlichen Gründen jedenfalls von der Mehrzahl anthroposophi-

scher Ärzte und Wissenschaftler abgelehnt. Nur im therapeutischen Versuch unter Wahrung eines ungestörten Verhältnisses von Arzt und Patient könne ein Wirksamkeitsnachweis sachgerecht erbracht werden. Hinzu komme, daß sich Wirksamkeit bzw. therapeutische Zweckmäßigkeit nur im Hinblick auf die Gesamtpersönlichkeit des Kranken beurteilen lasse. Es reiche nicht hin, daß wissenschaftliche Verfahren in sich formal-logisch stimmig seien, vielmehr müsse für alle solche Verfahren der jeweilige Wirklichkeitsbezug herausgearbeitet und beurteilt werden (KIENLE 1980, 1981 a-c, 1983 a, b, 1984, KIENLE u. BURKHARDT 1981, 1983, KIENLE et al. 1983).

....

Forschungsbedarf

Alle von uns befragten Vertreter der Anthroposophischen Medizin äußerten sich übereinstimmend dahingehend, daß in bezug auf eine um anthroposophische Methoden und Gesichtspunkte erweiterte Medizin sowohl hinsichtlich der Theoriebildung als auch im Hinblick auf empirische naturwissenschaftliche und klinische Forschung ein hoher Bedarf bestehe, da die verfolgten Gesichtspunkte keineswegs feststehende Auffassungen seien, sondern sich vor allem dadurch charakterisieren, daß der Anthroposophischen Medizin Fragestellungen, Fragerichtungen und eine Grundsätzlichkeit des Befragens zugrunde liegen, die sich im etablierten Wissenschaftsbetrieb gemeinhin ausgeklammert finden.

Als zukünftig bearbeitungswürdiges Forschungsthema wurde im Rahmen unserer Befragung genannt:

- Erarbeitung einer nicht-positivistischen ärztlich-medizinischen Erkenntnislehre als Fundament zu einem grundlegenden Verständnis und einer Erfolgsbeurteilung diagnostischer und therapeutischer Maßnahmen.

Hierzu wird geltend gemacht, daß Wissenschaftsansätze, die sich im Sinne des derzeit herrschenden Neopositivismus mit der Frage nach der Ableitbarkeit von Sätzen und deren formaler Richtigkeit begnügen und dabei die Sinnfrage ausklammern, die also lediglich Syntaktik betreiben und die semantischen Grundfragen nicht thematisieren, sich gerade gegenüber den lebenspraktischen ethischen Fragen der Medizin als zu kurz gegriffen und damit fragwürdig erweisen. Dies treffe auch für die derzeitige Identifikation von Wirksamkeitsnachweis und kontrolliertem klinischen Versuch mit randomisierter Patientenzuteilung zu. Es gelte, die Grenzen der Formalisierbarkeit in der Medizin herauszuarbeiten. Das gegenwärtig herrschende methodische Paradigma zum therapeutischen Wirksamkeitsnachweis habe einen erheblichen Verlust an »ärztlicher Erfahrung«, also

einer an die Person des Arztes gebundenen Erkenntnis- und (Be-)Handlungskompetenz zur Folge. Bezüglich der Wirksamkeitsbeurteilung von Arzneimitteln werde insofern eine Phase «außerordentlicher Wissenschaft« im Sinne Th.S. Kuhns für erforderlich gehalten, in der Grundlagenprobleme bearbeitet werden müßten.

Im einzelnen wurden folgende Themenbereiche genannt:

- Erarbeitung und Evaluierung geeigneter Verlaufsparameter und Zielkriterien einschließlich differenzierter, umfassender und valider Kriterien zur Beurteilung von Lebensqualität und Befindlichkeit für Therapiestudien.
- Vergleichsstudien: Isolierter Wirkstoff versus Gesamtextrakt.
- Vergleichsstudien: Monotherapie versus Kombinationstherapie (z.B. medikamentöse Behandlung, Diät, Heileurythmie, künstlerische Therapien).
- Gut dokumentierte, prospektiv angelegte Verfolgung von Therapieverläufen unter Anwendung der anthroposophischen »Typenmittel« unter chronobiologischen Gesichtspunkten als sequentiell durchgeführte intraindividuelle Zeitreihenuntersuchungen.
- Untersuchung der Bedingungen für die Chronifizierung von Krankheiten.

Folgelieferung November '95

- Studien zum Nachweis der Wirksamkeit kleinster Entitäten (»potenzierte« Arzneimittel).
- Weiterentwicklung der sogenannten »Bildschaffenden Methoden« zu validen, hinreichend sensiblen und spezifischen Kriterien für die Früherkennung und Verlaufsbeurteilung von Krankheiten.
- Epidemiologische Studien zur präventiven Wirksamkeit der anthroposophischen pädagogisch-medizinischen Konzeptionen im Sinne eines frühzeitigen Auffangens und »Verwandelns von Krankheitsanlagen«.

....

Literatur

BERSDORF R., KÜMMELL H.-CHR., SCHOLZ G. 1987: *Optimierte Digitalistherapie. Therapiestudie zu Klinik, Befinden und Herzdynamik bei Herzinsuffizienz. Therapiewoche 37, 401-412*

BESSENICH F. 1960: *Zur Methode der empfindlichen Kristallisation. Phil Anthr Verlag, Dornach*

BLANKENBURG W. 1971: *Das Erfordernis einer »evolutionistischen Organologie« als Brückenschlag zwischen Anthropologie und Anthroposophie. In: Die Drei. Zeitschrift für Wissenschaft, Kunst und soziales Leben 2, 75-82*

BÜTTNER G. 1973: *Die Behandlung der Otitis media ohne Sulfonamide und Antibiotika in einer Allgemeinpraxis. Beitr. Erw. Heilk. 125*

FINTELMANN V. 1987: *Intuitive Medizin. Einführung in die anthroposophisch ergänzte Medizin. Hippokrates Verlag Stuttgart*

GESELLSCHAFT ANTHROPOSOPHISCHER ÄRZTE, HRSG. V. VORSTAND 1990 : *Anthroposophische Medizin, Der Merkurstab, Sonderheft Juni*

GLÖCKLER M., SCHÜRHOLZ J., TREICHLER M. 1991: *Anthroposophische Medizin. In: Zentrum zur Dokumentation für Naturheilverfahren und Forschungsinstitut Freie Berufe (Hrsg.): Dokumentation der besonderen Therapierichtungen und natürlichen Heilweisen in Europa. Bd. I, 1. Halbband. VGM-Verlag, Essen, 215-342*

HECKMANN CH. 1984: *Periodische Verlaufsform von Krankheit und Heilung. Erfahrungsheilkunde 33, 223-229*

HECKMANN C., BUSCH M. 1987: *Changes in Circadian Pattern of Heart Rate in Patients after Myocardial infarction In: Hildebrand G., Moog R., Raschke F. (Hrsg.): Chronobiology & Chronomedicine, Peter Lang, 299-306*

HECKMANN C., BUSCH M., GRABATIN O., PAUL J. 1985: *Zur Zeitstruktur im Krankheitsverlauf - Beobachtungen an Herzinfarktpatienten. J interdiscipl Cycle Res 16, 132-133*

HECKMANN CH., SCHENK D. 1985: *Klinisch-rhythmologische Aspekte der Momentanherzfrequenzanalyse aus dem 24 h EKG. Herzmedizin 8, 134-145*

HENSEL H. 1966: *Allgemeine Sinnesphysiologie. Hautsinne, Geschmack, Geruch. Springer Verlag, Heidelberg*

HILDEBRANDT G. 1977: *Hygiogenese. Grundlinien einer therapeutischen Physiologie. Therapiewoche 27, 5384-5397*

HILDEBRANDT G. 1977: *Über die Wirkprinzipien der künstlichen und natürlichen Therapie und die Notwendigkeit chronobiologischer Begutachtung. In: Büttner G., Hensel H. (Hrsg.): Biologische Medizin: Grundlagen ihrer Wirksamkeit. Verlag f. Med., Dr. E. Fischer Heidelberg*

HILDEBRANDT G. 1978: *Chronobiologische Grundlagen der Prävention und Rehabilitation. Z. angew. Bäder- und Klimaheilk. 25, 326-346*

HILDEBRANDT G. 1982: *Die natürlichen Heilmittel, ihre Möglichkeiten und Grenzen. In: Haizmann R. (Hrsg.): Rehabilitation am Kurort. Mode oder Notwendigkeit? Deutsche Akademie für med. Fortbildung, Kassel-Bad Nauheim, 23-42*

HILDEBRANDT G. 1985: *Therapeutische Physiologie. Grundlagen der Kurortbehandlung. In: Amelung W., Hildebrandt G. (Hrsg.): Balneologie und medizinische Klimatologie, Band 1, Springer*

HILDEBRANDT G. 1986: *Die Bedeutung der medizinischen Chronobiologie für Diagnostik und Therapie. Heilkunst 99, 506-518*

HILDEBRANDT G. 1986: *Zur Physiologie des rhythmischen Systems. Beiträge zu einer Erweiterung der Heilkunst 39, 8-30*

HILDEBRANDT G. 1987: *Chronobiologische Untersuchungen autonomer Regulationen. therapeutikon 1, 70-81*

HILDEBRANDT G. 1988: *Herzfunktion und Herzinfarkt - chronobiologische Aspekte. Der Merkurstab. Beiträge zu einer Erweiterung der Heilkunst Sonderheft, 22-41*

HILDEBRAND G. 1990: *Physiologische Grundlagen. In: Drexel H. et al.: Physikalische Medizin Bd. I, Hippokrates Stuttgart*

HILDEBRANDT G., ELTZE C. 1983 a: *Über die Wirksamkeit einer Behandlung des Muskelkaters mit Rhus Toxicodendron D4. Ein Beitrag zur Pharmakologie adaptiver Prozesse. Erfahrungsheilkunde 32, 258-364*

HILDEBRANDT G., ELTZE C. 1983b : *Über die Wirksamkeit verschiedener Dosen und Potenzen (Verdünnungen) von Rhus Toxicodendron beim experimentell ausgelösten Muskelkater. II. Mitteil Erfahrungsheilkunde 32, 743-750*

HILDEBRANDT G., ELTZE C. 1984: *Über die Wirksamkeit verschiedener Potenzen (Verdünnungen) von Arnica bei experimentell erzeugtem Muskelkater. Erfahrungsheilkunde 33, 430-435*

HILDEBRANDT G., HENSEL H. 1982: *Biological Adaptation. Thieme Verlag, Stuttgart-New York*

HILDEBRANDT G., LÖFFLER J.D., MOOG R. 1985: *Circadiane Phasenlage und Frequenzkoordination von Herz- und Atemrhythmus. J. interdiscipl. Cycle Res. 16, 134*

HUSEMANN F., WOLFF O. 1986: *Das Bild des Menschen als Grundlage der Heilkunde. Band I-III, Verlag Freies Geistesleben, Stuttgart*

HUSSERL E. 1950: *Husselerliana Band 1-9, Haug*

KAELIN W. 1965 a: *Krebsfrühdiagnose – Krebsvorbeugung. Frankfurt/Main*

KAELIN W. 1965 b: *Der kapillar-dynamische Bluttest zur Frühdiagnose der Krebskrankheit. Phiel.-Anthr. Verlag, Dornach*

KIENLE G. 1978: *Der kontrollierte klinische Versuch – Beweis oder Entscheidungsinstrument? Münchener Med. Wochenschrift, 120. Jahrgang, Nr. 35*

KIENLE G. 1980: *Das Formalisierungsproblem in der Medizin. Therapie der Gegenwart. Heft 12*

KIENLE G. 1981 a: *Die Verkennung des kontrollierten klinischen Versuchs. Münchener Med. Wochenschrift, Nr. 8*

KIENLE G. 1981 b: *Klassenbildung als Grundkonflikt der medizinischen Forschung. Münchener Med. Wochenschrift, Nr. 9*

KIENLE G. 1981 c: *Zweifelhafte Wirksamkeit? Münchener Med. Wochenschrift, Nr. 11*

KIENLE G. 1983 a: *Das Arzneimittel in der Hand des Arztes. Die Pharmazeutische Industrie, 45. Jahrgang, Heft 4*

KIENLE G. 1983 b: *Erkenntnistheoretische Grundlagen nicht bewiesener oder ableitbarer medizinischer Verfahren. In: E. Deutsch et al. (Hrsg.): Verbindlichkeit der medizinisch-diagnostischen und therapeutischen Aussage. Gustav Fischer Verlag 3/1983*

Folgelieferung November '95

KIENLE G. 1983 c: *Die gefährliche Formalisierung der Medizin. Münchener Med. Wochenschrift, 125. Jahrgang, Heft 10*

KIENLE G. 1984: *Die Stellung der Anthroposophie in den medizinischen Wissenschaften. Erfahrungsheilkunde, Heft 5*

KIENLE G., BURKHARDT R. 1981: *Controlled Trials - A Social Challenge. European Journal of Clinical Pharmacology, Springer Verlag*

KIENLE G., BURKHARDT R. 1983: *Basic problems in controlld trials. Journal of medical ethics, Heft 9, 80-84*

KIENLE G., BURKHARDT R. et al. 1983: *Der Wirksamkeitsnachweis für Arzneimittel; Analyse einer Illusion. Verlag Urachhaus, Stuttgart*

KOLISKO L. 1927: *Sternenwirken in Erdenstoffen. Schriftenreihe Natura. Orient-Okzident-Verlag, Dornach*

KOLISKO L. 1953: *Die Kapillar-Dynamolysis. Hippokrates, Stuttgart*

KOLISKO, L. 1978: *Agriculture of Tomorrow. In: Kolisko Archive Publications, Bournemouth.*

KOOB O. 1978: *Gesundheit, Krankheit, Heilung. Verlag Freies Geistesleben, Stuttgart*

KÜMMELL H.-CHR., BUCHNER C., MARX C. 1983 a: *Zur Frage der Therapiebeurteilung bei Sarkoidose. Rheuma Med. 120*

KÜMMELL H.-CHR., HECKMANN C. 1986: *Der Herzinfarkt als Versagen der rythmischen Mitte. Erfahrungsheilkunde/ Acta Medica Empirica, Haug Verlag, 75-84*

KÜMMELL H.-CHR., HECKMANN C. 1987: *Herzinfarkt und rhythmisches System; Rhythmologische Untersuchungen bei Herzinfarkt. Der Merkurstab/Sonderheft 1987, 15-27*

KÜMMELL H.-CHR., SCHREIBER K., KIENLE G. 1983 b: *Die Ermittlung einer individuellen Digitoxin-Dosis. In: Gillmann H., Storstein L. (Hrsg.): Digitalistherapie Heute, 115-119*

KÜMMELL H.-CHR., SCHREIBER K., KOENEN v. J. 1982: *Untersuchungen zur Therapie mit Crataegus. Herzmedizin 5, 157-165*

MADELEYN R. 1986: *Die Behandlung des Pseudocroup. Beitr. Erw. Heilk. 57*

PELIKAN W. 1977: *Wesen und Wirkstoff. Weleda Schriftenwerke 12, Schwäbisch Gmünd*

PFEIFFER E. 1936: *Empfindliche Kristallisationsvorgänge als Nachweis von Formungskräften im Blut. Verlag E. Weises Buchhandlung, Dresden*

SCHEURLE H. J. 1983: *Die Gesamtsinnesorganisation des Menschen. Überwindung der Subjekt/ Objektspaltung in der Sinneslehre. Thieme-Verlag, Stuttgart*

SELAWRY A. 1957: *Die Kupferchlorid-Kristallisation in Naturwissenschaft und Medizin, Stuttgart*

SELAWRY A. 1968: *Blutkristallisation als Richtungsdiagnostik. Erfahrungsheilkunde 17, 406-412*

SELAWRY A. 1985: *Metall-Funktionstypen in Psychologie und Medizin. Karl F. Haug Verlag, Ulm*

SIEWECKE H. 1967. *Anthroposophische Medizin Band 1. Philosoph.-Anthropos. Verlag, Dornach*

SIEWECKE H. 1982: *Anthroposophische Medizin Band 2. Philosoph.-Anthropos. Verlag, Dornach*

STEINER R. 1979: *Grundlinien einer Erkenntnistheorie der Goetheschen Weltanschauung. R. Steiner Verlag, Dornach*

STEINER R. 1980: *Wahrheit und Wissenschaft. R. Steiner Verlag, Dornach*

STEINER R. 1982: *Anthroposophische Menschenerkenntnis und Medizin. GA 319, Dornach*

STEINER R. 1984 a: *Geisteswissenschaftliche Gesichtspunkte zur Therapie. GA 313, Dornach*

STEINER R. 1984 b: *Das Zusammenwirken von Ärzten und Seelsorgern. GA 318, Dornach*

STEINER R. 1985 a: *Geisteswissenschaft und Medizin. GA 312, Dornach*

STEINER R. 1985 b: *Heilpädagogischer Kurs. GA 317, Dornach*

STEINER R. 1987 a: *Philosophie der Freiheit. R. Steiner Verlag, Dornach*

STEINER R. 1987 b: *Meditative Betrachtungen und Anleitungen zur Vertiefung der Heilkunst. GA 316, Dornach*

STEINER R. 1989: *Physiologisch-Therapeutisches auf Grundlage der Geisteswissenschaft. Zur Therapie und Hygiene. GA 314, Dornach*

STEINER R., WEGMANN I. 1984: *Grundlegendes zu einer Erweiterung der Heilkunst nach geisteswis- senschaftlichen Gesichtspunkten. Verlag der Rudolf-Steiner Nachlassverwaltung, GA 27, Dornach*

VAN LEEUWEN P., KÜMMEL H. CHR. 1987: *Respiratory modulation of cardiac time intervals. Br. J. Heart 58*

WECKENMANN M. 1961: *Wie können experimentelle und geisteswissenschaftliche Ergebnisse der Rhythmusforschung für die Therapie fruchtbar werden? Beiträge zu einer Erweiterung der Heilkunst nach geisteswissenschaftlichen Gesichtspunkten, Heft 1 und 2*

WECKENMANN M. 1970 a: *Die Wirkung von Cardiodoron B bei Patienten mit orthostatischem Symptomenkomplex. Medizin. Welt 12, 515*

WECKENMANN M. 1970 b: *Über die regulative Wirkung eines Pflanzenextraktes auf die Orthostase. Ärztl. Praxis 30, 1453*

WECKENMANN M. 1973: *Normalisierung neurovege- tativ gesteuerter Funktionen durch medikamentöse Langzeittherapie In: Gross (Hrsg.): Therapie über das Nervensystem, Band 11, Hippokrates, Stuttgart*

WECKENMANN M. 1975: *Der Pulsatemquotoient der orthostatisch Stabilen und Labilen im Stehen. Basic Res Cardiol 70, 339*

WECKENMANN M. 1979: *Die Wirkung von Scleron auf Aufmerksamkeit und Merkfähigkeit im Alter. Schweiz. Rundschau Med. 4, 124*

WECKENMANN M. 1982 a: *Cardiodoron - eine kasuistische Betrachtung. Beiträge Erw. Heilk. 35, 37*

WECKENMANN M. 1982 b: *Eine kasuistische Studie über die Wirkung von Scleron beim geriatrischen Patienten. Beitr. Erw. Heilk. 35, 223*

WECKENMANN M. 1984: *Untersuchung über die kurzfristige Wirkung von Cardiodoron auf rhythmische Parameter im Stehen. Erfahrungsheil- kunde 33, 230-238*

WECKENMANN M. 1986: *Die Anwendung von Cardiodoron in der Praxis und die dabei beobachtetenWirkungen - Ergebnisse einer Umfrage. Beitr. Erw. Heilk. 39, 245*

WECKENMANN M. 1987: *Regulative Therapie funktioneller Herz-Kreislauf-Erkrankungen. therapeutikon 2, 144*

WECKENMANN M. 1988: *The coordination of heartbeat and respiration during ergometric stress in patients with functional cardiovascular diseases. Basic Research in Cardiology 83, 452-458*

WECKENMANN M., ADAM G., RAUCH E., SCHULEN- BERG A. 1987 a: *The Coordination of heart beat and respiration during ergometric stress in patients with cardiovascular diseases. Basic Res. Cardiol. 4, 452*

WECKENMANN M., ADAM G., RAUCH E., SCHULEN- BERG A. 1987 b: *Verlaufsbeobachtungen bei Patienten mit varikösem Symptomenkomplex. Erfahrungsheilkunde 4, 201*

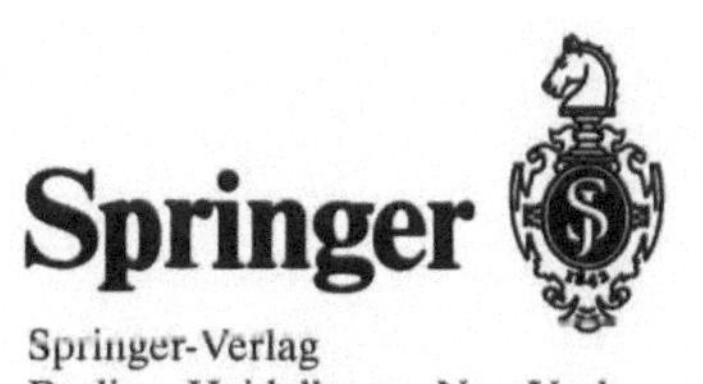

Begleitschein   November 1995

Sehr geehrte Frau Kollegin,
sehr geehrter Herr Kollege,

beiliegend erhalten Sie die neue Folgelieferung
zu Ihrem SpringerLoseblattSystem **Naturheilverfahren**.
Wir wünschen Ihnen eine anregende Lektüre.

Herausgeber
Verlag
Redaktionsteam

**Postkarte für Kritik und Vorschläge an die Redaktion
des LoseblattSystems »Naturheilverfahren«**

Sehr geehrte Damen und Herren, ...

Diese Postkarte ist an die Redaktion (in Düsseldorf) adressiert und daher nicht geeignet
für geschäftliche Post an den Verlag (in Berlin) - siehe Impressum

Bestellkarte

*Hiermit bestelle ich ein Exemplar
M. Bühring, F.H. Kemper (Hrsg.)*
Naturheilverfahren
Springer LoseblattSystem, DIN A5,
ca. 1.000 Seiten, Preis: DM 248,–
zuzügl. Porto und Verpackung

*Hiermit bestelle ich ein Exemplar
J. L'age-Stehr, E.B. Helm (Hrsg.)*
AIDS und die Vorstadien
Springer LoseblattSystem, DIN A5,
ca. 1.000 Seiten, Preis: DM 177, –
zuzügl. Porto und Verpackung

*Hiermit bestelle ich ein Exemplar
O. P. Schaefer (Hrsg.)*
Praxis und Computer
Springer LoseblattSystem, DIN A5,
ca. 1.000 Seiten, Preis: DM 178, –
zuzügl. Porto und Verpackung

*Hiermit bestelle ich ein Exemplar
A. Beyer, D. Eis (Hrsg.)*
Praktische Umweltmedizin
Springer LoseblattSystem, DIN A5,
ca. 650 Seiten, Preis: DM 178, –
zuzügl. Porto und Verpackung

*Hiermit bestelle ich ein Exemplar
P. G. Allhoff, J. Leidel, G. Ollenschläger,
H. P. Voigt*
Präventivmedizin
Springer LoseblattSystem, DIN A5,
ca. 650 Seiten, Preis: DM 178, –
zuzügl. Porto und Verpackung

*Diese Bestellung kann ich innerhalb von 14 Tagen
widerrufen. Dazu genügt eine einfache Postkarte.
Von dieser Garantie habe ich Kenntnis genommen
und bestätige das mit meiner zweiten Unterschrift.*

Datum   Ihr

Datum   Ihr